- Michael Repkowsky -

WAS ANDERE ÜBER MICH DENKEN, DARF MICH NICHT MEHR LENKEN!

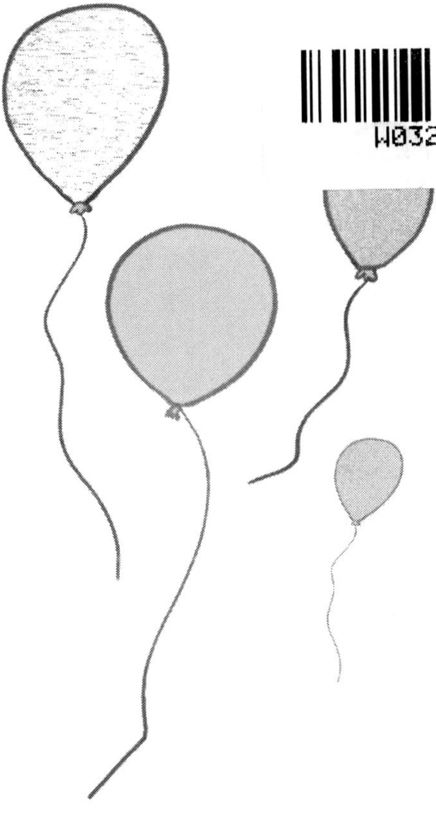

Vorwort

Vielleicht kommt Ihnen das bekannt vor. Auf die Frage, wie ich endlich damit aufhören kann mir Gedanken darüber zu machen, was andere vielleicht über mich denken, bekam ich ständig schwammige Antworten zu hören. In meiner Vergangenheit plagte mich diese Frage regelrecht. Wie ich dieses Dilemma auf gesunde Weise unter Kontrolle bekomme, konnte mir niemand sagen. Die Antworten waren sinngemäß immer dieselben: „Denk nicht nach und mach dein Ding“, oder „Mach dir einfach keine Sorgen darüber, was andere von dir denken“. Selbst als ich mit einem „Ok, aber wie genau schaffe ich das?“ nach konkreten Tipps fragte, wurde ich mit leeren Worthülsen abgespeist. Niemand war fähig mir zu helfen. Meine Lebensqualität war dadurch stark eingeschränkt. Heute verstehe ich warum guter Rat ausblieb. Es ist ganz einfach, die Menschen die ich gefragt habe, wussten nicht wie man aufhört sich Gedanken über das zu machen, was andere vielleicht über einen denken. Sie haben sich selbst schon so sehr in diesem verknoteten Gedankengeflecht verfangen, dass sie gar nicht wissen, wie der Gedanke über das, was andere über sie denken könnten, ihren Alltag unterwandert. Sie wussten also nicht, dass sie es nicht wissen. In etlichen Gesprächen trieb ich lethargisch an der Oberfläche, weil in meinem Umfeld keiner in die Tiefe gehen wollte beziehungsweise konnte. Somit war ich mit meiner Lösungssuche auf mich allein gestellt und das war, wie sich nachstehend herausstellte, auch gut so. Der Boden am Weg der Erkenntnis ist mit dem substanziellen Wert der Erfahrung gepflastert.

Mit diesem Buch möchte ich Sie auf eine aufregende Reise mit meinem U-Boot einladen. Wir verlassen die Oberfläche und begeben uns etwas in die Tiefe. Dabei versuche ich nicht allzu tief, aber auch nicht zu weit oben zu tauchen. Das gesunde Mittelmaß soll Ihnen bei der Frage, wie Sie aufhören können sich über das, was andere über Sie denken zu sorgen, neue Blickwinkel ermöglichen. In der Tat lässt sich die Frage, die auch mich lange quälte, nicht so einfach beantworten. Ein paar Sätze reichen nicht aus. Sicher ist die Behauptung, es sei größtenteils sowieso nicht relevant, was die anderen über Sie denken, richtig. Damit wäre zwar alles gesagt, aber als Rat ist diese Aussage erstmal unbrauchbar. Jemand der bereit ist in den Spiegel zu schauen, aber noch ahnungslos am Anfang seiner Reise steht, braucht etwas Greifbares, um starten zu können. Ich kenne den Konflikt, weiß genau wie Sie sich fühlen und in welchem Schlamassel Sie sich befinden. Sie wollen mehr von Ihrem Leben haben und spüren, dass es Ihnen zusteht, aber Sie wissen nicht so recht wie Sie darauf zugreifen können. Ein Teil von Ihnen schreit nach Freiheit, aber Sie hegen Gedanken, welche Ihnen diese verweigert. Dieses

Buch soll Ihnen dabei helfen solch blockierende Gedanken loszulassen, damit Sie ein glückliches und zufriedenes Leben führen können. Es ist mir eine Ehre Sie auf Ihrem Weg begleiten zu dürfen. Wenn Sie leere Floskeln gewohnt sind, kann es durchaus sein, dass Sie die ein oder andere Ansicht in diesem Buch überraschen wird. Wir werden da Stopps einlegen wo Sie es nicht vermuten. Unscheinbare Themengebiete lassen nicht sofort auf das ursprüngliche Thema schließen. Bei näherer Betrachtung jedoch wird der Zusammenhang, den es zu erfassen gilt, glasklar. Das Problem mit den Gedanken der anderen hat einen tiefsitzenden Ursprung. Um wirklich etwas zu verändern, muss unbedingt der innere Ansatz durchleuchtet werden.

Heute kommen Menschen zu mir, um mich zu fragen wie sie aufhören können sich Sorgen über das zu machen, was andere vielleicht über sie denken. Anstatt sie mit öden Floskeln ab zu servieren, stelle ich normwidrige Gegenfragen. „Auf einer Skala von 1 bis 100, wie schätzen Sie den aktuellen Stand Ihrer Selbstliebe ein?“, oder „Befürchten Sie, dass andere so über Sie denken, wie Sie über andere denken?“. Ich hake nach welches Gefühl Ablehnung in ihnen auslöst und wie sie damit umgehen. Gelegentlich kommt es auch dazu, dass ich die freche Variante wähle und Sätze wie „Warum sollte man so viel über Sie nachdenken, was glauben Sie bitte wer Sie sind?“ fallen, um die Bewusstwerdung provokant anzustacheln. Im zweiten Drittel dieses Buches bekommen Sie einen Einblick in so ein Gespräch. Mein Wunsch besteht darin, Ihnen Lesestoff an die Hand zu geben aus dem Sie sich genau das rauspicken was Sie persönlich unterstützen kann. Wenn ich mit der ein oder anderen Zeile zum absichtlichen Hinterfragen anrege bin ich zufrieden. Den Horizont von so vielen Menschen wie möglich zu erweitern, indem die rostige Bewusstseins-Mühle in Gang gesetzt wird, beschreibt mein Anliegen ziemlich treffend.

Wer sich zu viele Gedanken darüber macht, was andere über einen denken, ist geistig unfrei und wenn Sie die ein oder andere Anregung, als Schmieröl verwenden, bin ich Ihnen nicht böse. Ich möchte, dass Sie persönlich Ihren Mut zusammenfassen, damit Sie sich Ihre geistige Freiheit wieder erlauben und endlich auf Ihr volles Potential zugreifen können! Ich möchte Sie so oft wie nötig an den unermesslichen Wert Ihres Lebens erinnern. Ich trachte danach, Ihre Lebensfreude anzukurbeln und Sie mit meinen eigenen Erfahrungen zu inspirieren. Ihnen bei der Suche nach dem Zugang zu sich selbst unter die Arme greifen zu dürfen, schätze ich sehr. Dieses Buch vermag Ihnen möglicherweise dabei zu helfen. Letztendlich tragen Sie alle Lösungen in sich, aber das ist Ihnen freilich bekannt. Dass Sie theoretisch der Schmied Ihres eigenen Glückes sind, wussten Sie auch schon bevor Sie dieses Buch fand. Es soll Sie aber dahingehend motivieren diese Weisheit zu verinnerlichen, um Ihre Lebensqualität auf eine höhere Ebene zu bringen. Um diese zu erreichen, sollten Sie sich nun ein Stück weit hingeben. Mit einem weit geöffneten Geist erfassen Sie das, was an Sie herangetragen wird, am ehesten so wie es gemeint ist. In diesem Ratgeber gehe ich nicht auf die Arbeitswelt ein. Es versteht sich von selbst, dass Sie sich bei einem gewöhnlichen Bewerbungsgespräch gezwungenermaßen Gedanken über das, was Ihr Gesprächspartner von Ihnen denken könnte, machen. Es gibt Situationen, welche das erfordern. Dazu gehören zum Beispiel Wettbewerbe oder Castings. Wenn Sie einen Vortrag halten, oder für einen öffentlichen Posten kandidieren, kann es wichtig sein was das Publikum über Sie denkt. Darüber möchte ich in diesem Buch aber nicht schreiben, weil es mir lieber ist, dass wir die Oberfläche gemeinsam verlassen und einen wissbegierigen Blick hinter die glamourösen Kulissen wagen. Wenn Sie bereit sind sich unvoreingenommen auf den Weg zu machen, gibt es einiges zu entdecken. Lassen Sie los, was Sie nicht loslässt und kreieren Sie dadurch eine glücklichere Version Ihres Lebens. Sie haben das Recht dazu.

Bevor die Reise los geht, bitte ich Sie einen Stift zur Hand zu nehmen. Machen Sie an der entsprechenden Stelle ein Kreuz.

Wie intensiv machen Sie sich Gedanken über das,

was andere vielleicht über Sie denken könnten?

10 = Es beschäftigt Sie in keiner Weise.

100 = Es treibt Sie in den absoluten Wahnsinn.

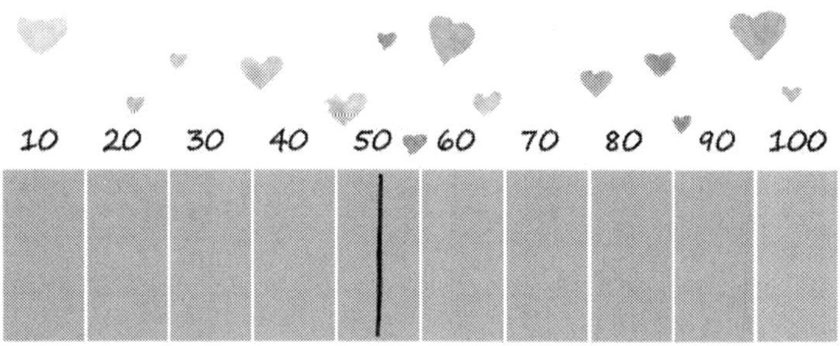

Ich wünsche Ihnen viel Spaß und Freude beim Lesen.

KAPITEL EINS

Was andere über Sie denken könnten

Der prozentuale Anteil der wahrlich glücklichen Menschen ist leider sehr niedrig. Viel zu viele Gedanken werden nämlich einer total lebenshemmenden Frage gewidmet. Wie die Überschrift schon verrät, geht es dabei um die Frage, was andere Menschen über einen denken könnten. Lesen Sie den letzten Satz erneut, während Sie das Wort „könnten“ stärker betonen. Gerne auch ein drittes Mal. Genau da sind wir eigentlich schon bei der Wurzel, aber dazu später. Mir ist aufgefallen, dass fast jeder behauptet, es sei ihm völlig egal was andere Menschen über ihn denken. Genau das Gegenteil entspricht jedoch der Wahrheit. So zu tun, als ob es uns vollkommen egal wäre, was andere über uns denken, während wir ununterbrochen Dinge tun, um es letztlich doch zu beeinflussen, hat sich scheinbar als unbewusstes Verhaltensmuster etabliert. Dieses Verhaltensmuster ist mittlerweile so tief in uns verankert, dass wir es kaum als widersinnig erkennen, geschweige denn greifen und uns davon loslösen können. Dabei ist das Wissen um diesen Teufelskreis enorm wichtig, um so früh wie möglich ein glückliches, selbstbestimmtes Leben zu führen.

Es geht dabei um nichts geringeres als Freiheit! Ganz bestimmt haben Sie eigene Überzeugungen und Werte, oder etwa nicht? Wäre es nicht erleichternd genau diese Werte und Überzeugungen zu leben? Seien Sie ehrlich, Ihre eigene Lebenszeit ist doch das Wertvollste überhaupt. Würden Sie Ihre Lebenszeit nicht gerne anders nutzen? Oder würden Sie etwas in Ihrem Alltag verändern, wenn Sie könnten? Mit solchen Fragen habe ich mich schon sehr oft ins Aus befördert. Das ist vollkommen ok und ich kann sehr gut damit leben. Mir geht es grundsätzlich um die Sache an sich, das ist wichtig zu verstehen. Mir geht es darum, Menschen aufzuwecken, damit sie ihre Lebensqualität steigern. Eine Lehrerin nannte mich mal liebevoll einen wandelnden Wecker. Wenn ich zurückdenke, wird mir deutlich vor Augen geführt, dass ich schon recht früh ein wandelnder Wecker war. Schon mit 12 Jahren schilderte ich meinem Vater eigene Ideen über die Entstehung und den Sinn der Menschheit. Antworten auf Fragen blieben aus. In der Hauptschule stieß ich meinem Geschichtslehrer übel auf, weil ich seine Erzählungen nicht unreflektiert annahm, sondern aus reiner Neugier hinterfragte. Antworten auf Fragen blieben aus. Je älter ich wurde, desto weniger Zeit blieb mir für meinen Wissenshunger. Antworten blieben also weiterhin aus. Immerhin riefen sogenannte

Verpflichtungen ununterbrochen nach mir. Mit der Zeit wurden die Rufe zum Geschrei und so kam es, dass der Alltagsstress in den Vordergrund rückte. Das Streben nach Wissen um uns selbst und allem was dazu gehört, wurde kurzzeitig verdrängt. Ich hatte keine Zeit, das war meine Lieblings-Ausrede. Weil es die einzige war, die ich mir selbst halbwegs glaubhaft machen konnte. Scheinbare Beweise dafür ließen sich schnell finden. Aufstehen – arbeiten – einkaufen – essen – ausruhen – schlafen. In dieser Phase war es auch für mich nicht leicht große Fragen zu hören. Wenn man funktioniert und gelebt wird, sind philosophische Fragen zur Erkenntnis unseres Daseins und allem was dazu gehört, nervig. Ich weiß das! Schnell hat man das Gefühl persönlich angegriffen zu werden. Ich hatte oft das Gefühl, dass mir jemand seinen Lebensstil aufzwingen will. Insgeheim wusste ich irgendwo, dass dem nicht so ist und ich mich in Wirklichkeit nur aufrege, weil ich meine Lebenszeit nicht so verbringe, wie ich das eigentlich wollen würde. Aber zum Schutz der vermeintlichen Sicherheit, begab ich mich automatisch in eine ignorante Abwehrhaltung die solche Fragen, zumindest für einige Zeit, nicht zuließ. Dass mir mein standardisierter Alltag aufgezwungen wurde, wollte ich nicht zugeben, innerlich wusste ich es jedoch. Die Überlegung darüber, was andere vielleicht über mich denken könnten, wollte ich nicht loslassen und das illusorische Gefühl von Sicherheit hielt mich eine Zeit lang in einem monotonen Teufelskreis gefangen. Da wieder raus zu kommen war kein leichter Weg, aber der einzig richtige wie sich später rausstellte! Jede noch so provokante Frage, die ich mir selbst gestellt habe, hat sich gelohnt! Ich habe sie mir gegen jegliche Meinung von außen gestellt und somit mehr Freiheit erlangt, als mir irgendein vorgefertigtes, monotones Gedankenmodell jemals bieten könnte. Wer nur ein einziges Mal Freiheit spürt, will sie nie wieder eintauschen! Wer spürt, nicht frei zu leben, es aber insgeheim gerne würde, empfindet Fragen als unfair. Fragen Sie sich also selbst, wie es sich anfühlen würde, wenn Sie Ihr Leben nach Ihren eigenen Überzeugungen leben würden. Wie würde es sich anfühlen, wenn Sie Ihre Lebenszeit so verbringen, wie Sie das selbst möchten? Was genau würden Sie in Ihrem Leben verändern, wenn es Ihnen nicht mehr wichtig wäre, was andere davon denken könnten? Als Antwort auf diese Fragen bekam ich sehr oft so etwas wie: „Alles was ich mache, mache ich doch freiwillig. Es kommt doch niemand zu mir und sagt, dass ich das machen muss.“ Für dieses Buch habe ich mich auf die Straße begeben, um 100 Menschen, quer durch alle Altersgruppen, eine simple Frage zu stellen: Wie wichtig ist es Ihnen, auf einer Skala von 1- 100, was andere Menschen über Sie denken? Von 100 Menschen gaben 81 an, dass es Ihnen egal sei, was andere über sie denken. Wir spüren einerseits ganz klar, dass wir unsere Lebenszeit gerne anders nutzen würden, erzählen aber genau das Gegenteil. Die Angst vor der Erkenntnis ist so stark, dass wir unser inkongruentes Verhalten totschweigen. Wir haben Angst davor, zugeben zu müssen, dass wir uns so kleiden wie wir uns kleiden, weil uns das vorgegeben wird. Wir wollen genau das Gegenteil glauben. Wir haben Angst davor zuzugeben, dass wir uns durch Fitness-Studios und Diäten quälen, um im Außen Anerkennung und Liebe zu erfahren. Wir haben Angst zu gestehen, dass wir den Job den wir machen eigentlich gar nicht machen wollen! Trotzdem erzählen wir genau das gegenteilige Märchen und versuchen den Widerspruch zu knebeln. Der Widerspruch ist jedoch die Wahrheit, die es anzuschauen gilt, um endlich ein glückliches, erfülltes, selbstbestimmtes Leben zu leben. Sie selbst können wahrlich nichts dafür, da Sie in diese Lebensidee hinein geboren wurden. Sie selbst trifft grundsätzlich keine Schuld. Dennoch sind Sie selbst der einzige Mensch, der Sie aus diesem inkongruenten Lebensstil raus katapultieren kann, das muss Ihnen zu jedem Zeitpunkt bewusst sein. Es liegt an Ihnen selbst den nötigen Schritt zu machen. Nur Sie selbst können den Widerspruch auflösen. Ihn als solchen zu erkennen, ist essenziell! Wenn wir andere Menschen beobachten, fällt uns der Widerspruch aber relativ schnell auf. Wir wissen natürlich, dass der Arbeitskollege extra ins Gaspedal seines Neuwagens tritt, damit er ja wahrgenommen wird. Wir sollen ihn sehen und vor allem hören. Um es übertrieben zu verdeutlichen, stellen Sie sich vor, wie der Arbeitskollege noch zusätzlich eine riesige, kreisförmige Schleifspur erzeugt und abschließend mit quietschenden Reifen davonzischt. Sogar der Fahrer dieses Wagens würde mit sehr hoher Wahrscheinlichkeit behaupten, dass es ihm vollkommen egal sei, was andere über ihn denken. Höchstwahrscheinlich würde er dabei nicht bewusst lügen, weil er von seiner Aussage überzeugt ist. Er vermarktet seine Lüge sogar so gut, dass er sie selbst kauft. Die übertriebene Selbstdarstellung ist quasi ein Verhaltensmuster, welches im Stil eines Auto-Piloten vonstattengeht. Ich selbst habe jahrelang in dieser Verfangenheit gesteckt, ohne es zu wissen. Unterbewusst, irgendwo in der hintersten Ecke meines Seins, wusste ich es mit Sicherheit. Der Widerspruch macht sich nämlich immer irgendwie bemerkbar. Bei mir äußerte er sich mit einem konstanten Gefühl von Leistungsdruck. Mit 16 Jahren wurde ich erstmals Mitglied eines Fitness-Studios. Dieses besuchte ich dann mindestens drei Mal pro Woche. Da mit dem Leistungsdruck der Drang nach Selbstdarstellung einherging, reichte es nicht aus, einen Körper zu haben der optisch einen gesunden und athletischen Eindruck machte. So eine Erscheinung fällt doch nirgendwo auf. Sie wissen ja, wer nicht auffällt wird nicht anerkannt und wer nicht anerkannt wird, wird niemals geliebt. So kurz ist der unbewusste Gedankenablauf, der in der Lage ist, unseren Alltag maßgeblich zu beeinflussen. Ich war viele Jahre lang davon getrieben. Im Kern geht es natürlich ganz klar um Liebe. Wir wollen geliebt werden. Wir wollen Liebe erfahren. Wir würden beinahe alles machen, um geliebt zu werden. Wenn wir uns selbst lieben, dann erkennen wir auch, dass uns das Leben schon immer geliebt hat.

Es ist jedoch kein Leichtes sich selbst zu lieben, wenn uns von klein auf suggeriert wird, dass wir erst gut genug sind, sobald wir das komplette Lebensbild der großen Masse verinnerlicht haben und gehorsam danach streben. Erst wenn wir einem kollektiven Modetrend blindlings folgen, einem bestimmten Körpertyp entsprechen und uns Geld mehr Wert ist als Zeit, dann baden wir im Licht der Anerkennung und sind liebenswert. Eigene Vorstellungen in Form von Ideen und Anregungen zu äußern, hat nicht selten unbequeme Konsequenzen. Viel zu oft wird eher das gesagt, was gerade verlangt wird, als das was richtig und wichtig wäre. Die allermeisten Menschen trauen sich nicht das zu sagen was sie intuitiv denken, weil sie Angst vor der Konsequenz haben. Die Konsequenz lautet nämlich ganz klar: Liebesentzug! Zumindest scheint es anfänglich so.

„Liebesentzug“ als Konsequenz

Von mir selbst weiß ich natürlich am besten, dass wir im Stande sind vieles zu tun, um Zuneigung, Anerkennung und Liebe zu erfahren. Aufgewachsen in einer zerstreuten Familie, verbrachte ich überdurchschnittlich viel Zeit draußen. Mein Zuhause waren sämtliche Parks und Straßen von Wien. In meiner Pubertät bewohnten wir eine sehr kleine Wohnung, in der ein Rückzugsort nicht wirklich gegeben war. Eine Zeit lang wohnten wir zu acht auf 32 Quadratmetern Wohnfläche. Sie fragen sich vermutlich wie das machbar ist, aber mein Vater ist handwerklich sehr begabt. Er gab sein Bestes und nutzte jeden Zentimeter, um es uns allen halbwegs gemütlich zu gestalten. Wir machten zwar gezwungenermaßen das Beste daraus, aber ich sah keine andere Möglichkeit, als so lange wie möglich mit meinen Freunden draußen zu sein. Mein Zuhause nutzte ich die meiste Zeit nur zum Übernachten. Das Gefühl von wärmender, familiärer Zuneigung erfuhr ich so gut wie nie. Je später es draußen wurde, desto mehr Stress verspürte ich, weil ich letztendlich doch nach Hause musste. Zumindest war das ungefähr ab meinem 13. Lebensjahr so. Von da an übernachtete ich so oft wie möglich bei Freunden, um ja nicht nach Hause zu müssen. Liebe in Form von Bestätigung und Anerkennung gab es daheim nicht. Heute verstehe ich, dass mir das fehlte. Früher war mir das Ausmaß der fehlenden Liebe nicht im Geringsten klar. Ich ging davon aus, dass mir Liebe sowieso nur im außen zusteht. Daheim war jeder Einzelne damit beschäftigt, seine eigenen Themen zu bewältigen. Auf das mangelnde Gefühl von Liebe war ich konditioniert und so konstituierte ich alle möglichen Dinge, die mir Anerkennung einbrachten. Wie in jedem Freundeskreis gab es auch in meinem, bestimmte Vorgaben die zu erfüllen waren, um anerkannt und respektiert zu werden. Anerkennung gab es nur, wenn man für irgendeine Sache bekannt war. Seien es die teuersten Markenjeans, die abenteuerlichsten Schlägereien, die schrillsten Piercings, die unterhaltsamsten Witze oder der flüssigste Tanzstil. Es war nötig in irgendeinem Bereich aufzufallen und zu den Besten zu gehören. Nicht im Trend zu liegen, nicht so zu sein wie alle anderen es verlangen, bedeutete in der Menge unterzugehen. Man wurde schlichtweg nicht wahrgenommen, geschweige denn anerkannt und geliebt, wenn man nicht wenigstens den eisernen Willen hatte, sich bedingungslos einzuordnen. In irgendeiner Sache musste man zumindest einer der Besten sein. Für irgendetwas musste man bekannt sein, damit man anerkannt wurde. Zugehörigkeit gab es nur, wenn man sich dem aktuellen Trend hingab und seine eigenen Ideen verschwieg. Draußen war Zugehörigkeit das höchste Gut und nicht mit aller Kraft nach dieser zu streben bedeutete zweifelsohne Liebesentzug. Liebesentzug war die Konsequenz der Entfaltung der eigenen Individualität. Als eigenartiger Mensch mit eigenen Vorstellungen vom Leben war man nicht gern gesehen. Auch heute wird oft eher negativ über jemandem gesprochen, wenn er „eigenartig" ist. Eigenartigkeit ist nicht im Trend, man wird rasch verstoßen. Es wird von uns verlangt, einem Trend zu folgen, dabei der Beste zu sein, ohne sich dann doch irgendwie durch erfinderische Abweichungen abzuheben. Das Paradoxe Motto: „Sei eine Kopie, aber sorge für Begeisterung". Diese Rechnung geht niemals auf. Entweder Sie schwimmen mit dem Strom und sammeln die gleichen Erfahrungen die alle anderen sammeln, oder Sie sprengen die gesellschaftlichen Normen, welche Sie hemmen und erfahren das Leben, das die ganze Zeit auf Sie wartet. Wie so oft ist das anfänglich leichter gesagt als getan. Sie sind aber nicht erst seit heute auf dieser Welt und wissen aus Ihrer eigenen Lebenserfahrung ganz genau, dass der erste Schritt durchwegs der schwierigste ist. Wenn Sie sich kurz konzentrieren, können Sie locker drei Erinnerungen aufzählen in denen der zweite Schritt merklich leichter war und der dritte schon Spaß und Freude bereitete. Am Ende ist eines stichfest: Es hat sich gelohnt. Das Ende eines Weges erweist sich als Anfang von mehr. Wer den Weg geht den alle gehen, reist langweilig. Wer eigene Wege erschafft, indem er sie offenherzig geht, reist freilich abenteuerlich. Haben Sie Mut zum Abenteuer! Verstoßen Sie frech gegen vorgefertigte Wertvorstellungen. Wenn eine Schablone nicht Ihrem Naturell entspricht, lehnen Sie diese mit gutem Gewissen ab. Seien Sie voller Zuversicht und hechten Sie über Ihren Angst-Schatten. Der Wert des Lebens welches hier auf Sie wartet, ist in Relation zu Ihrer blockierenden Angst unermesslich. Es ist an der Zeit geistige Grenzen zu sprengen. Das innerliche Brodeln spüren Sie gewiss schon länger. In der Menge zu baden erzeugt ein beklemmendes Engegefühl und wer nicht aufhört beim Gehen mit sabberndem Mund auf den Boden zu starren, verpasst die Chance gelebt zu haben. Nutzen Sie lieber Ihre Chance und erkennen Sie Ihre Angst als das was sie ist: Lächerlich! Verglichen mit dem Gewinn den Ihnen Ihr Mut zum Anderssein einbringt, ist sie nichts anderes. Wagen Sie den Sprung bevor es zu spät ist. Ich berichte aus eigener Erfahrung und verspreche Ihnen, dass Sie erst dann wahre Liebe erfahren, wenn Sie beginnen Sie selbst zu sein. Schonungslos angepasst zu sein, vermittelt fälschlicherweise ein Gefühl von Liebe. Dieses ist jedoch zu keiner Zeit echt, weil es nicht bedingungslos ist. Liebe durch Angepasstheit bedeutet Bedingungen und Vorgaben blind erfüllen zu müssen und das kann Sie nicht glücklich machen. Sie streben also nach einer Fake-Liebe, wenn Sie versuchen es allen recht zu machen. Diese Liebe ist nicht real. Sie ist leer und allerhöchstens schön verpackt. Unsere Intuition weiß Bescheid und auf Dauer spricht auch unser Körper in einer deutlichen Sprache zu uns. Wir müssen uns selbst wieder besser zuhören und uns von der dahin trottenden Menge verabschieden, um pure Liebe zu erfahren. Je früher, desto gesünder, je später, desto vernarbter. Jeder Tag in Unfreiheit, ist eine Ansage gegen das Leben und jedes Sonnenbad im Licht der Fake-Liebe eine weitere Narbe. Ihr Dasein ist Leben, inmitten von Leben, das gelebt werden will. Erschaffen Sie einen Weg voller Farben anstelle eines Weges voller quälenden Narben. Es lohnt sich, darauf gebe ich Ihnen mein Wort. Mit vollster Überzeugung kann ich ein Versprechen abgeben, da ich selbst Narben trage. Lange genug habe ich versucht dem vermeintlichen Liebesentzug entgegen zu wirken. Viele Jahre strebte ich nach Anerkennung und bekam diese auch in Form von fälschlicher Liebe. Ich verkörperte den damaligen Trend in jeder erdenklichen Weise.

Heute erinnert mich ein Blick auf meine linke Schulter daran, dass es sich in keiner Weise lohnt. Seit meinem

14. Lebensjahr, wird meine Schulter von einer exakt 4 Zentimeter langen Narbe geziert. Sie verläuft vertikal und damals brachte sie mir jede Menge Respekt ein. Die Kreise, in denen ich mich rumtrieb, waren von Jugendlichen mit schwierigen Familienverhältnissen geprägt und die stetig zu erfüllenden Vorgaben dementsprechend. Wer eine Narbe trug galt als wild und cool. Jedenfalls ereignete sich die Narben-Story an einem wunderschönen Sommertag. Nach einer erfrischenden, eiskalten Dusche sprang ich freudvoll in das flauschige Handtuch. Die Duschkabine befand sich, aufgrund des Platzmangels in der Küche und viel Bewegungsspielraum war nicht gegeben. Zwischen dem Abwaschbecken und der Küchenzeile war es möglich sich einigermaßen zu bewegen. Zu meiner Linken befand sich ein schmales Fenster, welches angelehnt und nach innen zur Hälfte geöffnet war. Als ich gebückt dabei war meine Füße zu trocknen, öffnete sich das Fenster über mir lautlos. Ein linder Windstoß schlich sich herein und beim ruckartigen Aufstehen erwischte mich die scharfe Fensterkante auf meiner linken Schulter. Der brennende Schmerz hielt ein paar Minuten lang an und ehe der Schock vorbei war, folgte das hellrote Blut, welches ich mit dem Handtuch stillte. Im Spiegel betrachtete ich die blutende Wunde mit Stolz, sie machte einen coolen Eindruck. Ich dachte sofort, sie könnte mir Anerkennung und Respekt einbringen. Dem war später auch so. Um das Ganze noch zu steigern, erzählte ich allen eine erfundene Geschichte dazu. Je wilder die Geschichte hinter der Narbe, desto

mehr Anerkennung und Respekt gab es in den Kreisen in denen ich mich aufhielt. Ich ergriff die Chance und erzählte, dass ich in eine Schlägerei geraten sei, in der einer von den drei Gegnern ein Messer zog. Tapfer und erfolgreich kämpfte ich allein und bevor ich die Angreifer in die Flucht schlug, erwischte mich noch die besagte Messerklinge an meiner linken Schulter. Dieses Geschehen hat sich so nie ereignet. Ich habe es komplett erfunden und mich damit erfolgreich gebrüstet. Jedes Mal, wenn ich davon erzählte, wurde mir mit offenem Mund und großen Augen zugehört. Mit jedem gelogenen Wort wuchs die Begeisterung und zeitgleich das Respektlevel, das mir seitdem entgegengebracht wurde. Ich genoss die Anerkennung und fühlte mich geliebt. Dieses Gefühl von scheinbarer Liebe wollte ich nicht mehr eintauschen und so kam es, dass ich die langsam wieder heilende Wunde von ihrer Heilung abhielt indem ich die Linie mit einem Schweizer Taschenmesser nachzog. So sorgte ich für einen bleibenden Eindruck. Ich war nun der Typ mit den wilden Schlägereien. Traurig und völlig destruktiv, aber zu dieser Zeit galt ich in diesem Bereich als der Beste und das gab mir wertvolle Bestätigung. Heute weiß ich natürlich, dass das keine echte Liebe war. An echte Liebe kommt das niemals ran, weil es damit überhaupt nichts zu tun hat. Damals habe ich mich quasi nach dem aktuellen Trend umgeschaut und die Ressourcen genutzt, die ich hatte. Eigentlich war ich ein herzensguter Typ, aber der Mangel an Liebe hat mich dazu gebracht, mich von meinem wahren Selbst zu entfernen. Ich fühlte mich gezwungen, den Vorgaben und Wertvorstellungen anderer zu entsprechen. Aussicht auf Liebe war für mich anders nicht zu erkennen. Ich musste mich verstellen, mich im gewissen Maße selbst leugnen und mein Selbstwertgefühl durch Lügen steigern. Wenn ich authentisch war, wurde ich nicht angeschaut. Das Dilemma an der Sache ist, dass ein Blick auf den Großteil der Gesellschaft darauf schließen lässt, dass immer noch dasselbe Grundprinzip gelebt wird. Noch immer stelle ich fest, dass viele Menschen erst bereit sind einen anzuerkennen, wenn man Vorgaben erfüllt und Anforderungen entspricht auf welche sich die Mehrheit plump geeinigt hat. Bis auf die Anforderungen hat sich nicht viel verändert. Es gibt sie noch immer. Klar, je höher der Grad an Bewusstheit, desto weniger begegnet man unauthentischen Menschen. Aber ein offener Blick in die Menge gibt einem zu verstehen, dass die allermeisten auch im Erwachsenenalter umherirren.

Wissen Sie, dass Sie viel verändern, wenn Sie authentisch sind. Pure Authentizität hat enormen Einfluss auf das Gesamte. Wenn Sie den Strom mal kurz verlassen, um sich selbst zu begegnen, können Sie das Leben mit all Ihren Sinnen spüren. Wenn Sie Zugriff auf Ihre Echtheit bekommen, schwindet das Streben nach der Erfüllung von gesellschaftlichen Standards. In der Menge lernen Sie viele kennen, außer sich selbst. Wenn Sie sich selbst annehmen und anerkennen, fühlen Sie sich unumgänglich geliebt. Kein Verhalten der Welt, könnte Ihnen ein derart intensives Gefühl des Geliebtwerdens bescheren. Die Anerkennung und Liebe durch Erfüllung von Normen ist mit der weltlichen, echten, ganzheitlichen Liebe nicht zu vergleichen. Sie werden über alte Verhaltensweisen schmunzeln und das Verlangen nach Fake-Liebe wird verpuffen. Alles andere ist gar nicht möglich. Ab einer gewissen Grenze können Sie nicht mehr zurück. Sobald Sie echte Liebe erfahren haben und mit sich selbst einverstanden und zufrieden sind, machen Sie einen großen Bogen um Schablonen durch die man Sie pressen möchte. Hemmende Normen und Vorgaben zu erfüllen wird vollkommen unlogisch und unnatürlich. Wenn Sie wirklich Sie sind, geht das gar nicht anders. Wenn Sie wirklich Sie sind, überwiegt der Mut die Angst vor dem, was andere über Sie denken könnten. Es ist sogar so, dass Sie sich vor der Vorstellung fürchten wieder „normal" zu sein. Das Gefühl von *echter Liebe* durch *Echtheit* ist wie eine Brille, die Sie brauchen, um zu sehen. Wer sie einmal auf hatte will sie nie wieder verlieren. Sie werden eine intuitive Abneigung gegen alles haben, was nicht echt ist. Ihnen wird klar, wie viel Zeit Sie in Unfreiheit gelebt haben, obwohl Sie dachten frei zu sein. Das dachte ich genauso. Ich habe mich entschieden, auf mein wahres Selbst zu achten, damit ich ein Leben in echter Liebe leben kann. Mir ist der Wert der Lebenszeit bewusst und an diesen möchte ich Sie erinnern. Mich erinnert heute ein Blick auf meine linke Schulter. In meiner Vorstellung leuchtet die Narbe, wie eine Ampel, grün, gelb und rot. Je nach Signifikanz scheint die entsprechende Farbe auf und ich weiß was zu tun ist. Rot bedeutet, ich muss meine eingenommene Haltung komplett hinterfragen und höchstwahrscheinlich ändern. Da verspüre ich manchmal ein Glühen. Gelb steht schlicht für langweilig und leer, und Grün erweist die Richtigkeit meiner Handlung. Das Ampelsignal ist ein Wink an mich selbst. Wenn ich mich selbst zum Beispiel beim Smalltalk ertappe, werfe ich einen Blick auf meine linke Schulter, erkenne die Situation aufgrund des gelben Lichts und schalte beinhart auf echt um. Entspanntheit macht sich breit und die Ampel leuchtet grün. Wird mir beispielsweise bewusst, dass ich überlege mich in einen Fitness-Klub einzuschreiben, nur um anderen zu imponieren, leuchtet die Ampel augenfällig rot! Ich stehe also im stetigen Kontakt mit mir selbst und das gibt mir Zuversicht. Ich handle, soweit das möglich ist, genauso wie es meinem Wesen entspricht. Das mache ich im Wissen um die höchstmögliche Lebensqualität, die damit einhergeht. Seien Sie mutig und verstehen Sie, dass Sie nicht verlieren können. Bitte verstehen Sie, dass Sie die unbezahlbare Chance auf etwas Einzigartiges verpassen, wenn Sie zu viel Angst davor haben anders zu sein. Seien Sie anders, indem Sie Sie sind und nehmen Sie das Geschenk des Lebens endlich an. Sie haben keine Zeit! Ihr eigenes Leben auf morgen, nächste Woche oder später zu verschieben ist Eigenverrat. Strecken Sie Ihre offenen Arme in den Himmel und rufen Sie „Ich bin bereit und ab sofort lebe ich mein eigenes Leben zu 100%“! Sie sind bereit für ein liebevolles Leben voller Glück und Zufriedenheit. Sie haben in dieser Wirklichkeit keine Zeit um sich über irgendwelche künstlichen Vorgaben und Schablonen Gedanken zu machen. Der Liebesentzug der dadurch entsteht, kann nur bereichernd sein, weil er Ihnen eines entzieht: Ihre Kunstfigur. Seien Sie froh darüber dieses kratzige Kostüm nicht mehr anziehen zu müssen. Sie haben es nicht mehr nötig, weil Sie den Wert Ihrer Lebenszeit begriffen haben. Verlassen Sie den Strom und betrachten Sie ihn doch mal von außen. Sie werden bemerken, dass Sie sich vor dem vermeintlichen Liebesentzug nicht mehr fürchten können. Der vermeintliche Liebensentzug wird wegen dem Tauchgang in die Echtheit zum puren Liebesgewinn. Sie haben also in Wahrheit nur Angst vor echter Liebe und diese Erkenntnis wollen Sie höchstwahrscheinlich nicht auf sich sitzen lassen. Angst vor echter Liebe bedeutet Angst vor dem Leben zu haben und das ist uncooler als alles andere, weil es schlicht gegen die Natur spricht. Ab hier wissen Sie, dass es nicht strebsam ist die Kopie einer Kopie von einer Kopie sein zu wollen. Ab hier spüren Sie das beklemmende Gefühl nicht mehr, wenn Sie einer Vorstellung nicht nachkommen. Ab hier spüren Sie viel eher Druck, wenn Sie nur daran denken irgendeiner vorgefertigten Schablone unauthentisch und zu 100% zu entsprechen. Machen Sie sich frei von der Angst des Liebesentzugs. Dieser war, ist und wird niemals real sein. Anerkennung und Zuneigung, die Sie für unauthentisches Benehmen erhalten haben mit echter Liebe nichts zu tun, ergo kann Ihnen auch keine Liebe entzogen werden. Echte Liebe erfahren Sie ausschließlich, wenn Sie echt sind. Danach sollten Sie streben, denn alles andere ist Verschwendung Ihrer kostbaren Lebenszeit. Je früher Sie Dogmen zerbersten, desto mehr haben Sie von Ihrem Leben.

Je später Sie den essenziellen Schritt in die Freiheit wagen, desto mehr Narben tragen Sie davon. Sagen Sie ja zum einzig wahren Leben. Schätzen und betrachten Sie es als das wertvollste Geschenk, das Sie jemals bekommen haben. Niemand außer Ihnen hat das Recht darauf Ihr eigenes Leben zu leben. Lassen Sie sich nicht leben, sondern leben Sie selbstbestimmt. Sie wissen, dass Sie Ihrer inneren Stimme zu wenig Gehör schenken, wenn Sie im Außen Dingen nachkommen, die Sie zu sehr vereinnahmen. Hören Sie mehr auf Ihre eigene innere Stimme und nehmen Sie all Ihren Mut zusammen den Sie bisher zur Seite gelegt haben. Genau jetzt ist es an der Zeit in die Freiheit zu gehen. Nachdem Sie erkannt haben, dass der vermeintliche Liebensentzug niemals eintreffen wird da er schon in seiner Wurzel verkommt, wäre es respektlos weiterhin daran fest zu halten. Die Ablehnung von ganzheitlicher Liebe und einem glücklichen Leben wäre die Entwürdigung Ihrer Individualität. Wenn der Mut jedoch die Angst übersteigt, ist das Streben nach unechter Liebe unsinnig. Es ist, als ob Sie fünfmal in der Woche eine Portion von dem essen, was Ihnen überhaupt nicht schmeckt. Bei mir wären das Oliven. Grauslich!

Niemals würde ich Oliven essen, weil sie mir einfach nicht schmecken. Wobei, das habe ich vor einigen Jahren auch über Datteln gesagt und heute bin ich deren süßlichen Geschmack restlos verfallen. Aber egal, Sie wissen worauf ich hinaus möchte. Seien Sie ehrlich zu sich selbst und verwenden Sie Ihre kostbare Lebenszeit nicht dafür, es allen anderen recht zu machen. Das schaffen Sie sowieso nicht und das versucht Ihnen Ihre innere Stimme schon lange genug mitzuteilen. Erinnern Sie sich immer daran, dass die Zuneigung nicht echt ist, wenn Sie sich dafür verbiegen müssen. Sie ist künstlich und somit nicht langlebig. Setzen Sie auf Nachhaltigkeit und wählen Sie die Freiheit. Sie verdienen ein entspanntes Leben voller Glück und Zufriedenheit. Seien Sie dankbar und ergreifen Sie die Chance. Machen Sie sich keine Gedanken darüber, ob es zu spät dafür ist. Machen Sie sich keine hemmenden Gedanken mehr über das, was andere über Sie denken könnten. Das Leben wartet die ganze Zeit auf Sie. Jede Sekunde, jede Minute, jeden einzelnen Tag. Es will gelebt werden und ist bereit Sie durch ein spannendes Abenteuer, mit allen möglichen Höhen und Tiefen, zu geleiten. Das Leben, das Sie erwartet, kann nur mit Risikobereitschaft erlebt werden. Geben Sie sich hin und genießen Sie die Reise!
Sie werden es nicht bereuen, versprochen.

"Hören Sie auf, sich zu verbiegen,
es sei denn Sie machen Yoga"

Betonung auf „könnten"

Sie können fremde Gedanken kurzzeitig hervorrufen, aber final niemals aufrechterhalten. Die Manipulation des ersten Eindrucks gelingt Ihnen vielleicht. Spätestens wenn Sie die Situation verlassen, hat Ihr Gegenüber wieder Raum um sich eigene Gedanken über Sie zu machen. Die Wahrheit ist, dass andere meist viel weniger über uns denken als wir glauben. Wir gehen davon aus, dass es jeden interessiert was wir wie, wo und wann machen. Dem ist aber häufig nicht annähernd so. Dass es die meisten gar nicht interessiert was Sie darstellen oder nicht, klingt vielleicht traurig, ist in Wirklichkeit aber eine gute Nachricht. Das bedeutet doch, dass Sie viele Gedanken loslassen könnten, um sich selbst ein riesiges Stück Freiheit zu erlauben. Fragen Sie sich lieber, ob andere tatsächlich das über Sie denken, was Sie denken, dass sie über Sie denken. Mit sehr hoher Wahrscheinlichkeit lautet die klare Antwort: Nein! Verstehen Sie, dass Ihre Gedanken meist mit Emotionen einhergehen, die zum Beispiel ein anderer Fahrgast in der U-Bahn gar nicht fühlt. Selbst wenn der Fahrgast in Ihre Richtung schaut, denkt er höchstwahrscheinlich nicht viel über Sie nach. Nicht jeder Mensch, der Ihnen begegnet fühlt einfach so genau das Gleiche wie Sie. Wenn Sie sich auf den Heimweg begeben, am Abend mit sieben Menschen in einem Aufzug fahren und sich Gedanken darüber machen, ob diese sich jetzt einen Kopf über Ihr Outfit machen, vergessen Sie, dass diese Menschen auch ein eigenes Leben führen. Während Sie sich also denken, dass der Mann neben Ihnen an Ihr Outfit denkt, freut er sich vielleicht nur auf sein Kind das ihn zu Hause mit offenen Armen erwartet. Die Frau vor Ihnen ist vielleicht noch genervt von irgendeiner Situation mit einem sturen Kunden bei der Arbeit. Diagonal von Ihnen steht ein jüngeres Mädchen, das ihren Blick vielleicht zufällig auf Ihre Frisur richtet, aber gerade an nichts anderes, als an eine bevorstehende Feier am kommenden Wochenende denkt. Wenn Sie sich zu viele Gedanken über die Gedanken anderer machen, haben Sie offensichtlich viel Fantasie, nutzen diese aber noch nicht richtig. Ihr Kopf gleicht einem Gedankenkino und Sie sitzen eindeutig im falschen Saal. Der Film, den Sie sich hier anschauen trägt den Titel „Das quietschende Hamsterrad". In diesem laufen Sie nämlich pausenlos, wenn Sie grübeln was irgendwer von Ihnen denken könnte. Hier kommen Sie keinen einzigen Schritt voran und sind dem nervigen Gequietsche ununterbrochen ausgesetzt. Steigen Sie einfach aus. Verlassen Sie diesen Kinosaal so schnell wie möglich, denn der Film für den Sie die Eintrittskarte haben, spielt im größten Kinosaal von allen. Machen Sie sich schnell auf den Weg dahin, um nichts davon zu verpassen. Vor dem Kinosaal sehen Sie schon das riesige Plakat mit dem Titel darauf. Dieser Film ist der einzig richtige und trägt den Titel: „Das Hamsterrad verlassen, um nichts mehr zu verpassen"! Beim Eintritt des Saals werden Sie gebeten Ihre Schuhe auszuziehen. Danach erhalten Sie einen hauchdünnen Ganzkörper-Anzug anstelle der herkömmlichen 3D-Brille. Dieser Anzug ist dünner, als jedes Blatt Papier, das Sie je gesehen haben, aber im Stande Sie auf allen Wahrnehmungsebenen zu erreichen. Vom Kopf bis zu den Füßen ist alles bedeckt und sobald Sie sich mit dem Blick in Richtung Leinwand gesetzt haben, werden Sie dazu aufgefordert den Startknopf zu betätigen der sich auf der Höhe Ihrer Stirn, zwischen den Augenbrauen befindet. Mit der Betätigung des Knopfes, sind Sie plötzlich mitten im Film. Sie selbst spielen die Hauptrolle und nachdem Sie gleich am Anfang des Drehbuches erkennen, dass Sie sich in einem quietschenden Hamsterrad das Ihnen nichts als Kopfschmerzen bereitet schlapp rennen, verlassen Sie es entschlossen. Mit dem Verlassen des Hamsterrades betreten Sie nun die echte Welt. Diese Welt ist riesengroß und heißt Sie herzlichst willkommen! In dieser gibt es kein lästiges Dauer-Gequietsche in Form von Fragen, wie jene was die anderen vielleicht, möglicherweise, eventuell, unter Umständen von und über Sie denken könnten. Hier geht es nicht darum was die anderen über Sie denken könnten. In diesem Film geht es einzig und allein darum was Sie selbst denken. Ihre Gedanken sind hier essenziell für den weiteren Verlauf des Films. An dieser Stelle verstehen Sie unweigerlich, dass sich Ihr Lebensfilm vorerst im Kopf abspielt. Ein fixes Drehbuch gibt es nicht. Das gab es nie. Lediglich der Anfang war festgeschrieben. Nach dem Verlassen des quietschenden Hamsterrades gestalten Sie mit Ihren Gedanken den Filmablauf. Jeder bewusste Gedanke ist eine weitere

Zeile im Drehbuch. Hier hat das was man über Sie denken könnte den Reiz verloren. Hier verstehen Sie den Wert und das Ausmaß Ihrer Gedanken. Es wäre vollkommen lächerlich diese Fähigkeit zu verschleudern. Sich mit diesem Wissen noch Gedanken über das, was andere von Ihnen denken könnten zu machen, wäre in etwa so, als ob Sie sich selbst Glasscherben in die Schuhe leeren, ohne Socken hineinschlüpfen und dann loslaufen. Fragen Sie sich ganz ehrlich: Worauf fokussieren Sie sich ab hier, wenn Ihnen klar wird, dass Sie alles schaffen können was Sie wollen? Worin investieren Sie Ihre Gedanken gezielt, wenn Sie den Wert und den Einfluss davon erkannt haben? Würden Sie sich darüber Gedanken machen, was andere vielleicht, möglicherweise, eventuell, unter Umständen von Ihnen denken könnten, wenn Sie begriffen haben, dass Ihre Gedanken Ihr Lebensgefühl bestimmen? Wenn kein Zweifel mehr besteht, dass Sie jedes Ziel erreichen können, wenn Sie sich nur vollkommen darauf fokussieren, beschäftigt Sie das nicht mehr. Die Gedanken der anderen können Sie nicht final beeinflussen. In Wirklichkeit wissen Sie das und ab wollen Sie das auch gar nicht mehr. Es ist Ihnen nicht mehr wichtig, weil Sie Ihre Gedanken nicht mehr verschwenden wollen. Sie haben sicher gelernt, dass man mit Essen nicht spielt. Jetzt lernen Sie, dass Sie mit Ihren Gedanken nicht spielen sollen. Gehen Sie nicht verschwenderisch damit um. Denken müssen Sie sowieso, warum also nicht gleich produktiv? Schreiben Sie einen wundervollen Film. Sie dürfen und können das!

Den falschen Kinosaal haben Sie letztendlich erkannt und verlassen. Sie verstehen jetzt, dass jeder seinen eigenen Film schreibt und da Ihnen die schöpferische Kraft der Gedanken bewusst ist, wissen Sie auch, dass es unsinnig ist sich zu viele Gedanken darüber zu machen was andere vielleicht, möglicherweise, eventuell, unter Umständen über Sie denken könnten. Dafür haben die anderen weder Interesse noch Zeit, weil sie ihren eigenen Film schreiben.

Nehmen Sie einen Stift zur Hand und beantworten Sie die folgenden Fragen so detailreich wie möglich.

Wie lautet der Titel Ihres bisherigen Lebensfilms?

Wie lautet der Titel des Lebensfilms, der spätestens nach dem Lesen dieses Buches beginnt?

KAPITEL ZWEI

Das Kostüm Ihrer Kunstfigur

Sie sind der Mensch der Sie von Natur aus sind. Daran können Sie rütteln wie Sie wollen, es wird sich nicht ändern. Das ist auch gut so, denn Sie haben das Glück einzigartig zu sein. Sie sind Sie und das als einziger Mensch auf der ganzen Welt. Ein riesiger Vorteil, wenn man sich dessen wahrhaftig bewusst wird. In jungen Jahren sind wir unserer wahren Natur noch am nächsten. Mit den Jahren beginnen wir eine Version unseres Selbst zu erzeugen, welche wir dann als Produkt durch die Welt tragen. Im Erwachsenenalter werden wir gezwungenermaßen zu Marketing-Experten. Wir werden Profis und sind im Bereich des Selbstmarketings perfekt ausgebildet. Getrieben von einer tiefen Leere, schleichen wir jagend durch die hektische Welt. Unsere Beute, die Liebe. Im Versuch ein unechtes Selbstbild als echt zu verkaufen, täuschen wir jeden Teilnehmer unseres Lebens. Eine Art Simulation wird programmiert und diese passt so gut wie nie mit der echten Welt zusammen. Das künstlich erschaffene Selbstbild ist nichts weiter als eine Idee die nicht mit der realen Welt einhergehen kann. Egal welches Kostüm Sie tragen, darunter befindet sich immer derjenige, der Sie schon immer waren. Das Kostüm hindert uns daran uns selbst kennen zu lernen, unsere eigenen Bedürfnisse zu erahnen. Wir wissen nicht was wir wirklich vom Leben wollen, solange wir unsere Kunstfigur nach vorne schicken und uns dahinter verstecken. Was unsere Kunstfigur möchte und was sie befriedigt wissen wir, immerhin haben wir sie erschaffen. Dass dies aber rein gar nichts mit unserem echten Sein zu tun hat, eher nicht. Viele verhungern an äußerer Fülle und verdursten an innerer Leere. Jegliche Rolle, die Sie spielen können Sie auch gerne spielen, solange Ihnen klar ist, dass Sie sie spielen. Spielen kann Spaß und Freude bereiten, wenn aber purer Ernst daraus wird, kann der Schuss nach hinten los gehen. Wer spielt, ohne zu wissen, dass er die ganze Zeit spielt, schneidet sich immer ins eigene Fleisch und vergießt dabei kein Blut, sondern kostbare Lebenszeit. Jede Minute, die Sie in einer künstlichen Rolle verbringen ist eine verlorene.

Fragen Sie sich, wie oft Sie im Inneren ein deutliches Nein fühlen, aber im Außen ja sagen, oder umgekehrt. Fragen Sie sich ob Sie es Ihrem Kind auch genauso beibringen würden. Wenn Sie bereits Nachwuchs haben, denken Sie zurück. Haben Sie Ihrem Kind irgendwann beigebracht, dass es so oft wie möglich das antworten soll was verlangt wird, auch wenn es das eigentlich gar nicht möchte? Völlig irre, richtig? Warum sollten wir es dann im Erwachsenenalter so leben? Wer hat uns das gelernt? Uns scheint ein unausgesprochener Konsens fest im Griff zu haben. Dinge einfach zu tun, weil wir uns einreden, dass sie verlangt werden, treibt uns in den Wahnsinn. Wir funktionieren immer mehr und lassen uns leben anstatt wir beginnen zu leben und zu hinterfragen. Unsere natürliche Neugier wurde uns abtrainiert und dabei sind wir unsere eigenen Peiniger. Im Wahn wollen wir uns gegenseitig überbieten, besser und erfolgreicher als die anderen sein. Wir haben eine schwachsinnige Definition von Erfolg. Lebenszeit wird weniger beachtet als Geld, die Finanzen stellen wir ganz oben auf das Podest und in Diskussionen gewinnt immer der Lauteste an Zustimmung. Das Spiel lautet „Jeder gegen Jeden“ und es macht uns krank. Ich habe unzählige Menschen erlebt, die erst in einen miserablen Gesundheitszustand kommen mussten, damit sie in der Lage waren sich erstmals wichtige Fragen zu stellen. Folgende Aussage kennen Sie ganz sicher: „Die Gesundheit ist das Wichtigste“. Sie haben diesen Satz bestimmt nicht nur einmal gehört. Er wird spätestens nach der scheinbaren Heilung beziehungsweise dem Krankenhausaufenthalt wieder in Vergessenheit geraten. Diejenigen die es kapieren, verstehen rückblickend die verlorene Lebenszeit. Die anderen reden sich wieder auf den stressigen Alltag aus und belügen sich nach der Genesung wieder mit derselben Ausrede wie davor: „Ich habe halt einfach keine Zeit um mir Gedanken zu machen". Sicher, was vergangen ist, ist vergangen. In der Vergangenheit zu verharren ist ebenso ungesund, aber warum muss es in den meisten Fällen überhaupt soweit kommen? Körper, Geist und Seele in Einklang zu bringen, sollte unser primäres Ziel sein. Bringen wir Körper, Geist und Seele einigermaßen ins Gleichgewicht, können wir viel weiter denken. Das geschieht folglich mit einer Gelassenheit, die unsere Gedanken weiter aussendet, als wir uns derzeit vorstellen können. Gesundheit auf allen Ebenen ist wahrer Reichtum. Reich sind wir, wenn wir etwas haben das mit Geld nicht gekauft werden kann und das ist zum Beispiel die ganzheitliche Gesundheit. Nur zu funktionieren und deshalb keine wichtigen Lebensfragen zu stellen, sorgt unweigerlich für Stress und der macht uns ungesund. Das Leben bietet viel mehr als das und je früher Sie den Wert Ihrer Lebenszeit begreifen, desto mehr haben Sie von Ihrer eigenen Reise. Sie müssen nichts darstellen. Ihre angesammelten Kostüme sollten schnellstmöglichst in den Schrank gehängt werden, damit Sie sich selbst kennenlernen. Es ist allerhöchste Zeit, das wissen Sie.

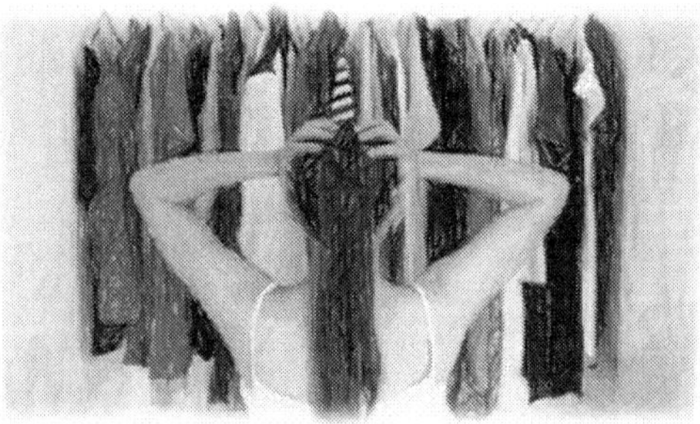

Ihre Kunstfigur gibt Ihnen ein unwahres Gefühl von Immunität. Sie glauben vielleicht nicht verletzbar zu sein, weil Ihre Kunstfigur in der Schusslinie steht und alles abfängt. Das ist ein Irrglaube, denn allein das zwanghafte Verwenden Ihrer Kunstfigur verletzt Sie zur Genüge.

Damit wird Ihre Lebensqualität drastisch eingeschränkt. Was stimmt ist, dass Sie ohne Kostüm unverwundbar sind. Wenn Sie sich so zeigen wie Sie sind, sind Sie schon der Gewinner. Sie gewinnen das Spiel noch bevor es losgeht, weil Sie es gar nicht mitspielen. Der Mensch zu sein der man wirklich ist, entspricht purer Freiheit. Mit einer authentischen Lebenshaltung stehen auch Spaß und Freude wieder im Vordergrund.

KAPITEL DREI

Das Beispiel mit der Liebe des Lebens

Was andere über Sie denken könnten kommt Ihnen nur wichtig vor, weil Sie es sich selbst einreden. Tag für Tag singen Sie unterbewusst ein Mantra und somit wird ein zäher Glaubenssatz zu Ihrer eigenen Realität. Sie richten Ihr ganzes Leben danach aus, im Glauben genau das Gegenteil zu machen. Es fällt uns nicht schwer zu lügen, wenn wir die Behauptung aufstellen, dass uns das was andere über uns denken könnten, nicht tangiert. Allein diese Aussage tätigen wir in der Hoffnung einen selbstbewussten Eindruck zu erzeugen. Es ist wie beim Doping im Sport. Alle machen es, keiner spricht darüber. Zufällig handelt es sich bei denjenigen die ertappt werden immer um sogenannte Einzelfälle. Auf diese zeigen wir dann mit nacktem Zeigefinger um uns von uns selbst abzulenken. Dieser wahnhafte Glaubenssatz betrifft uns aber Alle. Es mag Ausnahmen geben, aber diese sind rar, wie ein ägyptischer Sonnengott. Würde uns in Form einer Liste vor Augen geführt welche Chancen wir verpasst haben, würden wir schnurstracks aufhören beklemmende Mantren zu singen. Wir würden eher beginnen eigene Lieder zu schreiben. Zurecht würden wir schlussfolgern, dass weiterhin zahllose Chancen still an uns vorbeilaufen. In aller Deutlichkeit zeigt sich die Dramatik im folgenden Beispiel mit der Liebe des Lebens. Ich lade Sie kurz auf eine gedankliche Märchenreise ein.

Ein junger Mann namens Tom macht sich nach einem langen Arbeitstag auf den Heimweg. Die Erschöpfung ist ihm anzusehen und er freut sich schon auf die frische Dusche. Wie gewohnt wartet er auf die Bahn, welche pünktlich um 14:06 Uhr eintreffen wird. Das Wetter ist herbstlich warm und beim müden Blick zur Anzeigetafel fällt Tom eine junge Frau auf. Den Großteil der wartenden Fahrgäste kennt Tom vom Sehen, aber dieses Gesicht hat er zuvor noch nie erblickt. Daran würde er sich ganz bestimmt erinnern. Der erste erwiderte Blick lässt nicht lange auf sich warten und so kommt es zum verhaltenen Hin und Her. Während sie ihr linkes Bein in seine Richtung überschlägt und sich ihm mit ihrem Körper ein kleines Stück mehr zuwendet, täuscht Tom das Checken von Emails auf seinem Smartphone vor. Jeder noch so kurze Augenkontakt macht ihn ein Stück nervöser und als die Bahn in die Haltestelle einfährt gehen beide zur selben Einstiegsstelle. Vor der Tür stehen sie sich nun gegenüber. Sie schauen sich tief in die Augen und verlieren sich dabei, trotz aller aussteigenden Leute die den Blickkontakt im Sekundenintervall unterbrechen, nicht. Für Tom scheint die Situation wie in Zeitlupe zu verlaufen. Geräusche nimmt er kaum wahr und als der letzte Fahrgast die Bahn verlässt erfasst ihn ein Geistesblitz. Klare Bilder spielen sich vor seinem geistigen Auge ab und ein inniges Vertrauensgefühl macht sich in seiner Herzgegend breit. Er steigt ein, bleibt in der Mitte des Waggons stehen und versucht Ruhe zu bewahren. Der Geistesblitz ergreift jede einzelne Zelle seines Körpers und macht ihm eines zweifelsfrei klar: Die junge Frau ist die Liebe seines Lebens. Tom fühlt das ganzheitlich. Nie zuvor hat er derartiges Glück gespürt. Er ist nicht der einzige der um diese Uhrzeit nach Hause fährt, der Waggon ist randvoll.

Drei Reihen vor ihm sitzt die junge Frau in Fahrtrichtung und mit dem Rücken zu ihm. Sie weiß, dass Tom sich irgendwo hinter ihr befinden muss. Aufgrund der vielen Fahrgäste kann sie ihn nicht sehen, wirft aber ab und zu einen schüchternen Blick nach hinten um zu signalisieren, dass sie gerne von ihm angesprochen würde. Tom versucht all seinen Mut zu bündeln um sich durch den Gang zu zwängen und sie anzusprechen. Sie ist die Liebe seines Lebens, er weiß das. Mit jedem Atemzug schlägt sein Herz schneller und da er noch nie eine Frau direkt angesprochen hat, zögert er. Er fährt innerlich eine Gefühlsachterbahn und die Angespanntheit lässt nicht nach. Die hübsche Dame macht nach wie vor einen stark interessierten Eindruck und wartet auf Tom. Dieser müsste sich nur durch die Menschenmenge schlingen und sie höflich ansprechen. Ihm ist klar, dass ihm gerade eine lebensverändernde Chance dargeboten wird. Sein Herz schreit mit aller Kraft und versucht ihn dahin zu bewegen. Der Kopf jedoch ist lauter. Er erschafft bremsende Gedanken. Tom würde gerne nach vorne gehen, aber er malt sich alle möglichen und unmöglichen Szenarien aus. Er macht sich Gedanken über das, was die anderen Fahrgäste von ihm denken könnten, wenn er sich frech durch die Menge drängt. Zusätzlich noch vor allen Leuten eine attraktive, junge Frau direkt anzusprechen, sorgt für Schamgefühle. Sie ist gewiss die Liebe seines Lebens, aber was sollen die anderen über ihn denken, wenn er sie einfach so anspricht? Was, wenn er ihre Signale doch falsch gedeutet hat und sie ihn vor allen Leuten abblitzen lässt? Was, wenn sein Mut nicht honoriert bzw. seine Bitte nach einem Gespräch abgelehnt wird? Was, wenn sie sich belästigt fühlt? Während Toms Kopf mit 1989 Fragen jongliert, steht die junge Frau auf und geht zur Tür um bei der nächsten Haltestelle auszusteigen. Jetzt blickt sie nach hinten, sieht Tom und fängt leicht zu grinsen an. Ihre Augen glänzen und Tom wird klar, dass er seine Chance jetzt nutzen muss. Er versucht noch ein letztes Mal aus seiner Tapferkeit zu schöpfen aber die Angst vor Ablehnung setzt sich durch. Sein Körper wird zwar von einem bunten Liebesfeuerwerk getrieben, doch er schafft es nicht. Die Bahn fährt in die Haltestelle ein und auf den letzten Metern überlegt er sich noch einmal ob er auch aussteigt um sie doch noch anzusprechen. Die Liebe seines Lebens verlässt den Waggon und hofft, dass Tom nachkommt aber er sieht nur mit trübem Blick durch die Fensterscheibe hinaus. Im Vorbeifahren treffen sich ihre Blicke ein letztes Mal, sie sehen sich ganz tief in die Augen und Tom fragt sich voller Reue nur eines: ***Was hätten die anderen von mir gedacht?***

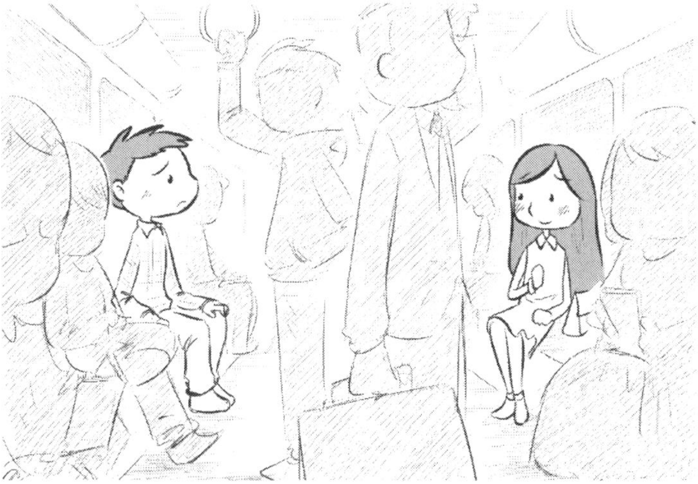

Schlimm, oder? Diese Geschichte verdeutlicht wie abstrus es ist sich Gedanken über das zu machen was andere über einen denken könnten. Was für Chancen wir verpassen, nur weil wir in diesem gedanklichen Dilemma verharren. Dass wir uns diese mentale Sackgasse selbst, kreieren ist an Blödsinnigkeit kaum zu übertreffen. In diesem Fall war die Frage was andere über Tom denken könnten, angetrieben von der Angst vor Ablehnung. Wie lautet Ihre Antwort, wenn ich Sie frage was Tom hätte machen sollen? Überlegen Sie lange oder geben Sie es einfach zu? Sie wissen ganz genau was er hätte tun sollen. Er hätte sich selbst ein wuchtiges Machtwort aussprechen und den nötigen Mut aufbringen müssen, um die junge Frau anzusprechen. Betonung auf „müssen“, denn sein Leben will schließlich auch gelebt werden!

Vermutlich denken Sie: „Tom hätte sie einfach ansprechen sollen“. Damit haben Sie auch Recht, denn schließlich war er davon überzeugt der Liebe seines Lebens zu begegnen. Sie stimmen mir auch bestimmt zu, wenn ich sage, dass er sich am besten der Angst vor Ablehnung gestellt hätte damit er danach wenigstens sagen kann, er hat es probiert. Hätte die junge Dame seine Bitte nach einem Gespräch abgelehnt, hätte Tom ein Stück mehr Klarheit und sein Kopf wäre nicht mit lästigen „Hätte-Ich-Sätzen“ geplagt. Sie haben Recht, er hätte zumindest versuchen sollen sie anzusprechen. Sie haben jetzt auch leicht reden, aber wie hätten Sie in Wirklichkeit agiert? Seien Sie ehrlich zu sich selbst und beantworten Sie sich die Frage nach kurzem Überlegen. Sie lautet nicht „Wie hätten Sie es richtig gefunden zu agieren“? oder „Wie hätten Sie gerne agiert“? Ich frage Sie explizit: „Wie hätten Sie persönlich agiert?“. Versetzen Sie sich in die Lage von Tom und behalten Sie die Antwort gerne für sich. Am besten im Hinterkopf. In der nächsten Situation in der Ihre Handlung von dem was andere über Sie denken könnten abhängig ist, gleichen Sie sie mit der Realität ab. Erzählen können Sie viel, vor allem sich selbst. Aber belügen Sie sich nicht selbst, es kommt sowieso raus. Prüfen Sie sich lieber selbst, entlarven Sie sich selbst und fordern Sie sich selbst heraus! Es kann auch für unerwartete Spaßmomente sorgen, wenn Sie sich selbst hochnehmen. Machen Sie sich locker und verstehen Sie Ihre Persönlichkeitsbildung als spannendes Lebensprojekt. Über blamable Erlebnisse lachen wir später herzlich. Wir wissen ja, man lernt nie aus!

Lassen Sie keine Chance aus. Es muss nicht immer um die Liebe des Lebens gehen. Vielleicht haben Sie diese bereits gefunden. Aber Toms Geschichte kann man auf etliche Situationen im Alltag übertragen. Ihr Leben bietet Ihnen unzählige Chancen und meint sie alle liebevoll. **Ihr Leben ist Ihre große Liebe!**

KAPITEL VIER

Der Outen-Tisch

Der Outen-Tisch ist mein absoluter Lieblingstisch. Wer hier Platz nimmt, spricht Klartext. Für Selbstbetrüger ist kein Stuhl übrig. Hier wird in radikaler, aber respektvoller Manier kommuniziert. Die Gesprächsrunden können fallweise zur positiven Herausforderung werden. Die Anzahl der Personen, die am Outen-Tisch sitzen kann variieren. Genauso gut können Sie auch allein Platz nehmen. Hauptsache Sie sind gewillt radikale Ehrlichkeit zu bieten. Sinn und Zweck ist es, Ihnen die Gelegenheit zu geben sich selbst besser kennen zu lernen. Hier dürfen Sie sich jede noch so unbequeme Frage stellen. Es mag ungewöhnlich sein, aber an diesem Tisch dürfen und sollen Sie diese Fragen ohne jegliche Hemmung beantworten. Mit der richtigen Herangehensweise und dem nötigen Geist, gelangen Sie hier zu mehr Bewusstheit. Keine Maske, kein Kostüm, gesprochen wird hier ungestüm. Mit jeder Sitzung wird Ihr Selbstbild realer. Sie werden erkennen wer Sie sind. Jede ehrlich beantwortete Frage zeigt Ihnen wer und was

Sie in Wahrheit nicht sind. Sie lernen Ihre Stärken und Ihre Schwächen kennen. Habe ich Ihre Neugier geweckt? Trauen Sie sich zu, alle Rollen abzulegen? Wenn Sie bereit sind authentisch zu werden, steht Ihnen gerne ein Platz am Outen-Tisch zur Verfügung. Sind Sie bereit sich selbst kennen zu lernen? Wer sich selbst erkennt und sich so akzeptiert wie er von Natur aus ist, hält es nicht für nötig anderen zwingend zu gefallen. Dieser ganze Druck wird verfließen. Der, der mit offenem Geist wandert und sich seines wahren Selbst bewusst ist, hat kein Interesse an irreführender Schauspielerei. Gegen Heuchelei und zeitvertrödelnde Lebensweisen ist er immun. Wenn Sie die Chance nutzen möchten, dann müssen Sie aufhören sich selbst zu belügen. Radikale Ehrlichkeit ist die Voraussetzung um am Outen-Tisch Platz nehmen zu dürfen. Mit radikaler Ehrlichkeit ist nicht die gewöhnliche "Ehrlichkeit" gemeint. Nicht die Art von "Ehrlichkeit" die man so in der Gesellschaft pflegt. Hier wird sich nicht auf eine Lüge geeinigt welche folgend als "Wahrheit" in unser Leben schleicht. Nein, hier wird echte Ehrlichkeit angewendet und gelebt. Alles andere ist stumpfsinnig und hat an diesem Tisch nichts verloren. Belügen Sie sich nicht selbst. Stehen Sie zu Ihren Gefühlen. Fragen Sie sich nicht ob es "peinlich" wäre, dieses oder jenes auszuleben. Scheuen Sie sich nicht Tränen zu vergießen, wenn Ihnen danach ist. Versuchen Sie nicht ständig der Lauteste im Raum zu sein, wenn es nicht Ihrer Natur entspricht. Zwängen Sie sich nicht in beengende Kleidung, wenn Sie es eigentlich gerne bequemer haben. Erlauben Sie sich einen Standpunkt zu vertreten der Ihnen nicht unbedingt den Applaus der Masse spendet. Setzen Sie sich mit gutem Gewissen für etwas ein, das vielleicht nicht jeder nachvollziehen kann. Wenn Ihre Überzeugungen aus dem Herzen kommen, integrieren Sie diese in Ihren Alltag. Wissen Sie bitte, dass ich hier nicht von einer pseudo-rebellischen Haltung spreche die viele einnehmen. Auch dafür gibt es eine vorgefertigte Schublade. Leute die damit prahlen, unschubladisierbar zu sein, laufen Gefahr genau das Gegenteil zu füttern ohne es zu bemerken.

Gegenteil zu füttern ohne es zu bemerken. Treffen Sie sich selbst so früh wie möglich. Kosten Sie die Lebenszeit die Sie haben aus. Wissen Sie was Sie wollen und was nicht. Nehmen Sie die Zügel in die Hand und profitieren Sie von der Kraft der Authentizität. Sie werden ihre flächendeckende Ausbreitung bis ins hinterste Eck wahrnehmen. Pure Authentizität verleiht Ihnen ein holistisches Freiheitsgefühl das Sie gegen keinen Job und kein Geld der Welt eintauschen würden. Sie werden sich von hemmenden Normen nicht mehr aufhalten lassen. An Schubladen gehen Sie gelassen vorbei. Diese können noch so verlockend, bunt und schimmernd aussehen. Sie benötigen auch keine Etikettierungen mehr um Menschen zu brandmarken. Ihre Zufriedenheit ebnet Ihnen einen selbstbestimmten Lebensweg. Sich mit solch einer glückseligen Grundhaltung zwickende Gedanken über das zu machen, was andere vielleicht über Sie denken könnten, gleicht einem Paradoxon. Wer gerne ist wer er ist, wird der, der er war. Er gesteht sich Fehler ein und lernt freudig daraus. Die Angst vor dem Scheitern schwindet, weil sich bereits die Erfahrung selbst als Bereicherung zu erkennen gibt. Spaß und Freude ergreifen den Alltag wieder und man ist bereit sich so oft wie möglich zu blamieren.

"Was andere über Sie denken, wird Sie nicht mehr lenken,
vorausgesetzt Sie sind bereit, die Maske zu versenken.
Der Outen-Tisch nimmt Ihnen jegliche Bedenken,
sobald Sie sich entschieden haben Ehrlichkeit zu schenken."

Bevor Sie am Outen-Tisch Platz nehmen, müssen Sie sich gedulden. Ich erzähle Ihnen nämlich noch kurz eine Anekdote aus meiner Vergangenheit:

In meiner Jugendzeit hatte ich einen guten Freund namens Mario. Ich schätzte seine Hilfsbereitschaft und war von seiner Disziplin hinsichtlich seiner persönlichen Ziele beeindruckt. Er war liebevoll, zielstrebig, lustig, kreativ und stets auf der Suche nach neuen Herausforderungen. Er kam aus gutem Hause, war immerzu bemüht sich um seine Freunde zu kümmern und in unserem Freundeskreis hatte er einen guten Ruf. Egal wo wir auftauchten, er war überall gern gesehen und dank seines Charakters fiel es ihm sehr leicht Kontakte zu knüpfen. Wenn wir uns bei ihm zu Hause getroffen haben, gab es kaum eine Minute in der wir nicht gelacht haben. Wir teilten denselben Humor und überraschten uns gegenseitig immer wieder mit völlig unerwarteten Witzen. Kein Fitnessgerät beanspruchte unsere Bauchmuskulatur so sehr wie unser Beisammensein. Das gegenseitige Übertrumpfen unserer Gags verstanden wir als munteren Wettbewerb. Die volle Punktzahl erlangte man, wenn man den anderen beim Trinken spontan so zum Lachen brachte, dass er nicht anders konnte als alles auszuspucken. An dieser Stelle möchte ich keinesfalls unerwähnt lassen, dass ich ein Meister darin war und bin. Bis heute bin ich ungeschlagen. Niemand, außer ein Kellner, kann mir das Wasser reichen. Ich verweile unangefochten auf dem ruhmreichen Siegespodest und bade im betörenden Licht des Erfolges, welches mein Siegerlächeln stets aufrechterhält. Ok, kleiner Witz am Rande. Jeder hat so seine Talente, aber zurück zum Thema! Mario und ich verstanden uns, ohne zu sprechen. Es gab jedoch eine Sache, die mich extrem nervte. Eine Verhaltensweise von Mario die mich binnen Sekunden zur Weißglut brachte. Es handelte sich um sein Auftreten gegenüber Mädchen. Trafen wir zufällig eine seiner vielen Freundinnen, verwandelte sich der liebevolle Herzmensch in einen protzigen Macho mit tiefer Stimme und ernstem Blick. Der Gang war plötzlich aufrecht, die Brust rausgestreckt und seine Gestik nahm viel Platz in Anspruch. Bei all den Mädchen, die wir getroffen haben, kam sein Verhalten sehr gut an. Mario war besonders gefragt und so gut wie nie allein. Er unternahm sehr viel mit seinen weiblichen Freunden, hatte ein abwechslungsreiches Sexleben und genoss es schweigend, wie ein Gentleman. Er prahlte nie damit. Das machten eher seine Freundinnen. Soweit so gut, wenn da nicht sein unnatürliches Verhalten gewesen wäre. Seine Stimme klang meiner Auffassung nach dermaßen unnatürlich, dass es mir ein Rätsel war, dass niemand dahinterkam. Keiner fragte nach, weshalb er sie so verstellt. Keiner, außer mir. Es war mir nicht möglich Mario davonkommen zu lassen. Ich wollte unbedingt wissen, wieso er dieses Verhalten an den Tag legt. Dieses plötzliche Switchen löste Wut in mir aus. Es war verstörend und ich wollte herausfinden, ob er überhaupt davon weiß. Nachdem wir eine kurze Begegnung mit einer Freundin hatten, sprach ich ihn darauf an: "Warum machst du das"? Mario ganz perplex: "Warum mache ich was"? Ich atmete tief ein und erwiderte: "Du weißt genau was ich meine. Dieses komische Gehabe und das Verstellen deiner Stimme. Ist dir das nicht zu anstrengend"? Ich stieß auf Unverständnis. Mario meinte, dass er nicht weiß was ich meine. Er verhalte sich wie immer und hat überhaupt nicht das Gefühl sich in irgendeiner Weise zu verstellen. Gestik, Mimik, Stimmlage, alles kongruent. Mir wurde klar, er glaubt sich seine Lüge, weil er sie nicht als solche erkennt. Er gab mir zu verstehen, dass er sich keine Gedanken darüber mache, wie er ankommt. Was andere über ihn denken, beschäftige ihn angeblich nicht. Mit dieser Antwort gab ich mich nicht zufrieden. Sie verwirrte mich zusätzlich und darum bohrte ich nach. Jedes Mal, wenn er gerade dabei war seine Stimme zu verstellen, wies ich ihn darauf hin. Ich wollte unbedingt, dass er sich dessen bewusst wird. Unauthentisches Auftreten provozierte mich schon immer. Mein Anliegen bestand darin, Mario begreiflich zu machen, dass er sich nicht verstellen muss um gut anzukommen. Er hatte es eigentlich nicht nötig, denn sein echter Charakter war wunderschön. Es ärgerte mich, ich hakte nach doch stieß bis zum Ende unserer gemeinsamen Zeit auf taube Ohren. Wir hatten keinen Konflikt aber entwickelten unterschiedliche Interessen. Unsere Wege trennten sich langsam und das war für beide ok. Ich begann Dogmen zu hinterfragen, beschäftigte mich mit Persönlichkeitsentwicklung allem voran mit dem Verhalten von Menschen. Je eher ich menschliche Verhaltensweisen verstand desto näher kam ich mir selbst. In der U-Bahn wurde der arrogante Fahrgast zum Spiegel. Beim Beobachten von Wortgefechten fand ich mich im zornigen Teilnehmer wieder. Details, die mir nicht gefielen, erinnerten mich an mich selbst und in Diskussionen regte ich mich über Gesprächsweisen auf die ich selbst anwendete. Mir wurde bewusst, dass ich, wenn ich etwas verändern möchte, bei dem Menschen anfangen muss den ich jeden Tag im Spiegel sehe. Erkannt, getan. Ich feilte an mir und erfand im Zuge dessen den Outen-Tisch. Pure Authentizität setzte ich mir zum Ziel, weil ich das Freiheitsgefühl dahinter witterte. Eine Sitzung nahm ich in Angriff, sobald ich dachte meine eigenen Fragen ausführlich und wahrheitsgetreu beantworten zu können. Mein Eifer feuerte mich an und es dauerte nicht lange, bis ich die nackte Wahrheit zu Ohren bekam. Wenn mir Ergebnisse einleuchteten, saß ich ganz verblüfft am Tisch. Von vielen überraschte mich eines ganz besonders. Aufgrund meiner ausgeprägten Affinität zur Körpersprache, stellte ich mir selbst die Frage, welche mir sehr unangenehm war. Ich schrieb sie auf ein Stück Papier.

“Welche körpersprachlichen Bewegungen mache ich nur, um Coolness auszustrahlen?”

Ich saß also am Outen-Tisch, rief mir verschiedenste Erinnerungen ins Gedächtnis und war entschlossen meinem Verhalten auf den Grund zu gehen. Gespräche in denen ich mich unnatürlich verhielt ploppten auf. Wider meine Erwartungen fielen mir zwei markante Details auf. Erstens entdeckte ich, dass ich dazu neigte, absichtlich düster dreinzuschauen, um nach außen hin souverän zu wirken. Noch heute denke ich an den Rat einer Dame, die da meinte: “Schau nicht immer so böse, sonst bleibt dir die Falte zwischen den Augenbrauen”. Dieser Rat machte mich zum damaligen Zeitpunkt eher zornig, als dass ich ihn mir dankend zu Herzen nehmen konnte. Am Outen-Tisch war ich aber letztlich motiviert hinzuschauen um den vollen Nutzen daraus zu ziehen. Als Folge gewöhnte ich mir den düsteren Blick ab. Das ging nicht von einem Tag auf den anderen. Es nahm Zeit in Anspruch, aber es lohnte sich. Bis ich den düsteren Blick abtrainiert hatte, wusste ich gar nicht wie sehr mich das angespannte Gesicht stresste. Der Outen-Tisch erwies sich als Hilfswerkzeug. Das zweite Detail war erschreckend. Es kam zwar nicht oft vor, aber dennoch, bei ein paar Begegnungen kam es zur Geltung. Es handelte sich um, und jetzt aufgepasst, meine absichtlich veränderte Stimme. Ich nahm direkt die Perspektive meiner Gesprächspartner ein. Dabei überkam mich ein regelrechtes Schamgefühl. Augenblicklich musste ich an Mario und sein Gehabe denken. Ich staunte nicht schlecht, als ich den Grund für meine damalige Wut ihm gegenüber erfuhr. Meine Eigenrecherche am Outen-Tisch brachte es auf den Punkt: Mario war mein Spiegel.

Zumindest in dieser Sache. Nachdem ich mich kurz darüber ärgerte, fing ich an zu schmunzeln. Auf Anhieb ergab einiges aus meiner Vergangenheit Sinn. Mich erlangte das Bedürfnis, Mario davon zu erzählen. Nach zwei Jahren trafen wir uns also zum ersten Mal wieder und ich schilderte meine Erfahrung. Mario begann zu lachen und meinte, dass er es arg findet, weil er heute ganz genau weiß was ich damals meinte. Er klatschte die Hände zusammen, hielt sie sich vor den Mund und sagte lachend: "Meine Freundin hat mir nach ein paar Monaten erzählt, dass sie meine Stimme am Anfang total widerlich fand. Es ist so heftig, da ich das die ganze Zeit über nicht ansatzweise bemerkt habe und nie wusste was du meinst, wenn du mich darauf angesprochen hast". Seine Freundin sagte ihm auch, dass er immer lockerer wurde und allmählich nicht mehr darauf achtete was andere über ihn denken. Bei seiner Freundin konnte er so sein wie er wirklich ist. Seine komplette Erscheinung war sonach von einer entspannten und zufriedenen Haltung geprägt. Mario wurde authentisch. Jetzt aber zu Ihnen. Da Sie diesen Ratgeber vor sich haben, gehe ich von Ihrem Mut zur Bewusstwerdung aus. Ich habe Ihnen einen Platz am Outen-Tisch reserviert.

Auf den nächsten Seiten finden Sie fünf Fragen, welche Sie mit radikaler Ehrlichkeit beantworten sollen. Ich lade Sie ein direkt ins Buch zu schreiben. Geben Sie sich für jede Frage die Zeit, die Sie benötigen. Hauptsache Sie halten sich an die Regeln welche Sie zu Beginn des Kapitels erfahren haben. Erinnern Sie sich noch einmal kurz an den Sinn und Zweck dieser Methode. Die unverkennbare Steigerung Ihrer Lebensqualität wird Ihnen ein Gefühl von unerschwinglicher Freiheit geben. Denken Sie beim Suchen nach einer Antwort großflächig. Versetzen Sie sich in verschiedene Mitmenschen, damit Sie sich von außen betrachten können. Wechseln Sie die Perspektive, wenn Sie mal nicht weiterkommen.
Viel Spaß dabei!

Womit würden Sie höchstwahrscheinlich aufhören, wenn Sie wüssten, dass niemand außer Ihnen mitbekommt was Sie tun?

Welche Verhaltens- und Lebensweisen, Hobbys und Vorlieben haben Sie sich angeeignet, um anderen in irgendeiner Weise zu gefallen?

Wenn Sie sich diese wieder, in Ihrem eigenen Tempo, abgewöhnen würden, wären Sie unterbewusst viel weniger gestresst. Sie hätten deutlich mehr Zeit für das was Ihnen wirklich Spaß und Freude bereitet. Für Dinge die Sie vielleicht früher öfter gemacht haben. Auch für das, was Sie schon immer gerne mal ausprobieren wollten. Welche Dinge wären das?

Was ist das Allerschlimmste was passieren könnte, wenn Sie zu Ihren verborgenen Gefühlen stehen würden und Sie auch hundertprozentig verkörpern?

Was ist das Allerbeste was passieren könnte, wenn Sie zu Ihren verborgenen Gefühlen stehen würden und Sie auch hundertprozentig verkörpern?

KAPITEL FÜNF

Falsche Vorbilder geben falsche Bilder vor

In meiner Jugendzeit faszinierten mich Menschen, die behaupteten, dass es sie in keiner Weise kümmert was irgendjemand über sie denkt. Weil mir die richtigen Vorbilder fehlten, hörte ich primär denen zu die lautstark rebellierten. Der Zorn und die spürbare Wut waren für mich kein Anzeichen von Schwäche. Naiv ging ich davon aus, dass mir die Wahrheit erzählt würde. Mich überzeugten jene, die das Leben als Kampf sahen und mit angewinkelten Ellenbogen marschierten. Orientieren Sie sich bitte nicht an Leuten, die nur verkrampft so tun als ob es ihnen egal wäre was andere über sie denken. Der Verlust von giftigen Gedanken verschafft Ihnen nämlich Entspannung, nicht das Gegenteil. Ich unterstelle Ihnen einfach, dass Sie sich davon sowieso nicht blenden lassen. Vermutlich erkennen Sie solche Trugbilder und fallen nicht mehr darauf hinein. Ich möchte diesen Gedanken trotzdem kurz loswerden, weil es mir äußerst wichtig ist, dass Sie ein liebevolles Dasein führen können und weiterhin zu einem respektvollen Miteinander beitragen.

Winkeln Sie die Ellenbogen nur an, wenn es die Situation wirklich verlangt. Gehen Sie nicht den vermeintlich leichten Weg, auf dem ein zorniges Grundklima hinter lärmendem Gebelle vertuscht wird. Das mag Ihnen kurzfristig das Gefühl von Sicherheit und Fortschritt geben, aber in Wirklichkeit bauen Sie sich damit nur einen dicken Panzer den Sie dann genervt mit sich rumschleppen. Das ist nicht notwendig und schon gar nicht vorteilhaft, auch wenn es Ihnen anders suggeriert wird. Unsere Wege können hügelig sein, so ist das Leben nun mal. Aber sich selbst durch seine vorgeschobene und selbst kreierte „Anti-Haltung" im Weg zu stehen, muss echt nicht sein. Auf solchen Wegen schleichen falsche Vorbilder, die Ihnen falsche Bilder vorgeben. Dass Sie niemanden für seine ungeschickte Herangehensweise verurteilen sollen und jeder sein eigenes Gepäck voller Erfahrungen zu tragen hat, ist klar. Ich denke da sind wir einer Meinung. Jeder gibt zu jeder Zeit sein Bestes, auch wenn das nicht immer so aussieht. Eine für Sie leicht überwindbare Hürde gestaltet sich für den nächsten möglicherweise extrem schwierig. Umgekehrt gilt genau das Gleiche und darum ist es umso wichtiger achtsam zu bleiben. Ich denke das wissen Sie. Bleiben Sie dennoch wachsam. Wer dem Gebelle folgt, wird früher oder später selbst nur noch bellen. Lassen Sie sich nicht täuschen. Nicht jeder, der sein „äußeres Leben" im Griff zu haben scheint, ist innerlich zufrieden. Ein geregelter Job, eine gepflegte Designer-Wohnung mit einer Buddha-Statue im Wohnzimmer und unzählige Kontakte im Telefonbuch sind keine stichfesten Beweise für innere Ordnung. Nicht jeder der mit verschränkten Armen und erhobenem Kinn brummt, dass es ihn nicht interessiert was über ihn gedacht wird, sagt auch die Wahrheit. Ob er selbst jedoch davon ausgeht, ist wieder eine andere Sache. Machen Sie sich klar, dass jene die sich wirklich keine toxischen Gedanken mehr über das, was andere über sie denken könnten machen, nicht damit hausieren gehen. Sie genießen und schätzen geistige Entspanntheit in Ruhe. Jemand der durch die Straßen läuft und jedem aufdrängen möchte wie ausgeglichen er nun wegen seiner Meditation sei, erweckt eher den Eindruck von innerer Unruhe. Es ist, als ob er durch ein Megafon „Ich bin sehr leise" schreit! Der rebellische Weg kann Sie zwar auch zum Ziel bringen, jedoch in der Geschwindigkeit einer Nacktschnecke. Auf dieser Strecke benutzen falsche Vorbilder den Satz „Es ist mir egal was andere über mich denken", als Ausrede für unfaires Verhalten anderen Menschen gegenüber. Als ich einmal beim Einkaufen jemandem dabei zusah, wie er mit seinem Auto zwei Parkplätze besetzte, sprach ich ihn direkt darauf an. Als Antwort bekam ich ein taktloses „Ist mir doch egal, was die anderen von mir denken" zu hören. Von solch rücksichtslosem Verhalten, sollten Sie sich stets distanzieren, auch wenn die vermeintliche Bequemlichkeit verlockend sein kann. Seien Sie kein blinder Rebell und wissen Sie, dass jede Ausrede mit verbundener Schandtat, den Zeiger Ihrer Lebensuhr auf die doppelte Geschwindigkeit erhöht.

Erkennen Sie die Illusion der falschen Bilder und schenken Sie Ihre Aufmerksamkeit lieber Ihren inneren Bildern. Diese gewähren Ihnen den schnellstmöglichen Fortschritt. Erkennen Sie diese und fokussieren Sie sich auf das Wesentliche. Denken Sie holistisch und seien Sie ein herzverbundener Mensch mit guten Absichten.

Außen hui, innen pfui.

Wie oft sagen Sie im Außen „Ja“, obwohl Sie innerlich ein deutliches „Nein“ verspüren? Stellen und beantworten Sie sich diese Frage bei jeder Entscheidung, die Sie treffen. Die Frage lautet nicht ob, sondern wie oft Sie es tun. Natürlich leben Sie nicht allein auf diesem Planeten und daher tragen manche Ihrer Entscheidungen primär zum Wohl Ihrer Mitmenschen bei. Sich und sein eigenes Bedürfnis im passenden Moment zurück zu halten, ist löblich. Das versteht sich per se. Ich appelliere an Ihre innere Stimme. Auf den inneren Kompass, der stets die richtige Richtung anzeigt, wenn Sie so wollen. Welche Konsequenzen haben wir, wenn wir uns ständig gegen unsere innere Stimme entscheiden? Wir werden krank und zwar auf allen Ebenen. Körper, Geist und Seele leiden, wenn wir nicht aufmerksam zuhören. Heutzutage scheint das gegenseitige Zuhören schon eine Kunst zu sein. Die eigene, innere Stimme haben einige Menschen noch gar nicht als solche erkannt.

In einem Strom, in dem alle dicht nebeneinander und synchron schwimmen, ist das nicht gerade das Einfachste. Wenn links, rechts, vorne, hinten, oben und unten vor Stress und Angst, nach Hilfe geschrien wird, versinkt die eigene innere Stimme. Es ist wie bei lauter Musik im Klub, die es einem nicht möglich macht seine eigene Stimme zu hören, obwohl man spricht. Wenn Ihre innere Stimme nicht zu hören ist, tritt Authentizität vorerst unauffällig in den Hintergrund. Es herrscht Unruhe, das Äußerliche ist zu laut und übertönt das Innere. Trotz allem ist die innere Stimme da. Das war sie faktisch immer, ob Sie sie gehört haben oder nicht.

Ich pflege zu sagen:

„Ihre innere Stimme scheint zwar manchmal versteckt wie'n Agent, aber ist ständig präsent, wie auf Englisch Geschenk“

Der heutige Zeitgeist lässt Querdenker-Fragen kaum zu. Das möchte man zumindest meinen. Wir geben uns Mühe nicht anzuecken und vergessen dabei unsere eigentliche Sicht der Dinge. Damit meine ich die innere, unserem Naturell entsprechende Haltung. Sie wird verborgen und überspielt damit die äußere Erscheinung einen zufriedenen Eindruck macht. Bei bedingungsloser Angepasstheit im Außen, verwahrlosen wir aber im Inneren. Vor einem Haufen irrsinniger Angebote an Ideen, verlieren wir den Überblick. Uns werden Weltbilder, gekoppelt mit irreführenden Meinungs-Trends aufgedrängt. Leben Sie nach jenen Werten die Sie in Ihrer reinen Innerlichkeit vertreten? Wenn ja, fragen Sie sich warum Sie genau diese vertreten. Denken Sie nach, ob alles wofür Sie wohlwollend einstehen auch der Botschaft Ihrer inneren Stimme gleicht. Diese Frage können Sie sich vermutlich nicht sofort beantworten. Es gibt einiges das wir automatisch machen und nicht hinterfragen. Oftmals ist es der unscheinbare Lebensstil, der uns in missliche Lagen versetzt. Der ganz normale Alltag, der uns jedoch in Strukturen festhält, die es erst möglich machen sich behindernde Gedanken zu machen.

Was und wann essen Sie? Wo und wie essen Sie? Wie sieht Ihr Schlafrhythmus aus? Ist Ihr Bett wirklich für Sie geeignet? Wie schlafen Sie? Immerhin verbringen Sie zirka 33% Ihres Lebens damit. Haben Sie gelernt richtig zu atmen? Passen Sie in Ihr Umfeld, oder sind Sie vielleicht mit all Ihren Gedankengängen und Zielen fehl am Platz? Warum sprechen Sie so wie Sie sprechen? Die Wahrheit ist, dass wir alles hinterfragen sollten. Dazu gehören auch die Werte die wir glauben authentisch zu vertreten. Wenn Sie sich ungesunde Gedanken über das was andere über Sie denken könnten machen, liegt es nahe, dass Sie sich zu sehr angepasst haben. Hinterfragen Sie ruhig mal die Werte welche Sie hundertprozentig vertreten. Möglicherweise plappern Sie die Begründung für Ihre Überzeugungen in einer routinierten Manier daher, sodass Sie selbst aufgehört haben diese immer wieder zu überprüfen. Unbewusste Gewohnheit kann stark bremsen. Kann es sein, dass Sie einen Wert der Ihnen im Außen gut verkauft wurde, zu Ihrem eigenen gemacht haben? Haben Sie alte Werte gegen neue eingetauscht, ohne zu wissen, dass diese wieder nur gut verpackt waren und Ihrer Innerlichkeit eigentlich nicht entsprechen? Stellen Sie sich diese Frage vor allem bei jenen Werten, an denen Sie niemals rütteln würden. Ein pubertierender Jugendlicher, orientiert sich am aktuellen Trend. Er ist auf dem Weg der Selbstfindung, probiert allerlei aus und macht unterschiedliche Erfahrungen. Später erkennt er zurückschauend, was ihm wirklich gelegen hat und was nicht. Die damalige Zeit war ein völliges Durcheinander. Er wollte selbstverständlich wahrgenommen und anerkannt werden. Welche Werte er selbst aus reinem Herzen fühlt, konnte er damals nicht wissen. Die Prioritäten waren der turbulenten

Lebensphase angepasst und was im Trend lag, wurde zur vermeintlich eigenen Überzeugung. Was andere über Ihn denken, war sehr wichtig, da er Feedback benötigte, um sich selbst wahrnehmen zu können. Er musste sich zuerst einordnen, um sich selbst zu finden. Dass er sich später wieder ausordnen sollte, um wahrlich der zu werden, der er ist und immer war, wusste er noch nicht. Die modernen Jeans waren sicherlich nicht die bequemsten aber sie wurden getragen, weil sie eben alle trugen. Die Unbequemlichkeit nahm er nicht als solche wahr, weil er dachte sie gehöre schlichtweg dazu.

Als erwachsener Mensch läuft genau das gleiche Verhaltensmuster ab. Die Angebote sind jedoch breiter gefächert. Neben dem Kleidungsstil, steht dann eine Anzahl von Weltanschauungen mit den dazugehörigen Werten zur Verfügung. Für Suchende gibt es jede Menge Schubladen. In welche passen Sie? Identifizieren Sie sich mit einer Gruppierung, einer Bewegung oder einem Lebensstil? Haben Sie eine eigene Meinung oder vertreten Sie eine, die Ihnen erstmal nur das Gefühl von Zugehörigkeit verschafft? Sagen Sie was Sie fühlen? Wenn ja, fühlen Sie intuitiv oder werden Ihre Gefühle bereits von Werbungen, Kampagnen und Bewegungen erzeugt? In Wien gibt es ein Einkaufszentrum, das aus zwei Stockwerken besteht. Wenn ich am Heimweg aus der U-Bahn stieg, diente mir der Weg durch das Einkaufszentrum als zeitspendende Abkürzung. Ich wohnte direkt am anderen Ende und musste nicht drumherum gehen. Eines Tages lud ich eine Freundin zu mir nach Hause zum Essen ein. Bei der U-Bahn-Station holte ich Lena ab und wir machten uns auf den gewohnten Weg durch das Einkaufszentrum. Wir unterhielten uns lustig und als wir gerade bei der Trafik im oberen Stockwerk vorbei liefen sah mich Lena mit großen Augen an und sagte: „Boah, ich muss unbedingt etwas Süßes essen, einen Krapfen oder so“. Sie sprach genau das aus, was ich mir zum selben Zeitpunkt dachte. Auch ich hatte plötzlich Lust auf Naschereien. Zu Hause hatte ich davon zur Genüge. Entschlossen beschleunigten wir unser Gehtempo. Daheim wurden wir satt und genossen den Abend, alles wunderbar. Tage später machte ich mich nach einem Stadtspaziergang auf den Heimweg. Wieder nahm ich die Abkürzung und exakt bei derselben Stelle wie zuletzt überkam mich der Heißhunger. Diesmal blieb ich stehen und hinterfragte mein Bedürfnis. Ich hatte kurz zuvor gegessen, war eigentlich mehr als satt, daher war das Verlangen nach Süßspeisen fehl am Platz. Ich machte zwei Schritte zum Geländer und warf einen Blick in das untere Geschoss. Direkt unter mir sah ich nun den Gedankenmacher. Es war ein Stand, an dem süße Crêpes frisch gemacht und verkauft werden. Der Geruch stieg nach oben und löste unmittelbar Heißhunger in mir aus. In der Vergangenheit bin ich diesen Weg sehr oft gegangen. Ich fragte mich zwangsläufig wie oft mich der Gedankenmacher bereits dazu bewegt hat, noch schnell etwas Süßes zu kaufen bevor ich endgültig nach Hause ging. Tatsächlich war das nicht selten der Fall. Bis dahin legte ich das plötzliche Verlangen als gewöhnlichen Gusto ab. Nach dieser Erkenntnis flanierte ich ganz bewusst an der besagten Stelle vorbei. Das äußere Angebot war subtil aber mittlerweile lehnte ich es gekonnt ab. Stattdessen höre ich auf meine innere Stimme. Ich frage mich still, ob ich wirklich Lust auf Süßes habe. Fast immer ist ein klares „Nein“ die Antwort. Ich führe dieses simple Beispiel mit Absicht an, da es meine Fehleinschätzung verdeutlicht. Hätte ich mein innerliches „Nein“ gehört, hätte ich es auch äußerlich leben können. Ich hatte quasi innerlich keinen Hunger, dachte aber das Gegenteil, weil es mir im Außen weisgemacht wurde. Der verzaubernde Geruch war das unsichtbare Angebot und ich nahm es oftmals unbemerkt an. Schlimmer noch, ich ging davon aus tatsächlich selbstbestimmt zu handeln. Mit dem Essen fällt die Recherche jedoch relativ leicht, wenn genügend Körpergefühl besteht. Wie ist das in anderen Bereichen? Wie steht es mit Ihrer Kleidung? Kleiden Sie sich so, wie man sich in Ihrem Umfeld nun mal kleidet? Wenn ja, warum eigentlich? Sind Ihre politischen Ansichten an die Ihrer Familie angepasst? Vielleicht bejahen Sie schnell, weil es Ihnen richtig vorkommt. Aber hinterfragen Sie Ihre Denkweise auch regelmäßig? Hören Sie sich auch andere Meinungen unvoreingenommen an? Sind Sie in der Lage, Fakten von jemandem anzunehmen, der Ihnen unsympathisch ist? Welche Musikrichtung hören Sie am liebsten und warum? Kann es sein, dass Ihre Lieblings-Musik mehr negativen Einfluss auf Sie hat als Sie glauben wollen? Inwieweit haben Sie sich ein Leben erschaffen, das im Außen schöner aussieht als es sich im Inneren anfühlt? Authentizität ist das Zauberwort. Um authentisch zu werden müssen Sie erstmal wissen, was Ihnen wirklich liegt und das erfahren Sie oft erst, wenn Sie herausfinden was Ihrem Naturell nicht entspricht. Was andere über Sie denken könnten macht Ihnen nur zu schaffen, wenn Sie ein Leben leben, das Ihrer inneren Stimme missfällt. Wenn der innere Kompass nach Norden zeigt, Sie sich aber permanent südlich orientieren, stellt sich keine tiefe Zufriedenheit ein. In Richtung Süden zu wandern ist für Sie vielleicht das Normalste auf der Welt. Sie sind es gewohnt, kennen es vermutlich nicht anders und leben ihr Leben so, wie es auf diesem Weg vorgelebt wird. Das wäre an sich ok. Aber nur solange Sie sich nicht auf einen Weg begeben, der Ihrer Innerlichkeit überhaupt nicht entspricht. Gedanken über das, was andere über Sie denken könnten, machen Sie sich nicht, wenn Sie einen Pfad wandern der mit Ihrer inneren Stimme übereinstimmt. Erinnern Sie sich an Phasen, in denen Sie zufrieden waren? An Tagen an denen es Ihnen an nichts fehlte? Eventuell ein Treffen mit einem bestimmten Menschen der Ihnen wichtig ist oder ein Spaziergang in der Natur? Ertappen Sie sich selbst, wenn Sie gerade im Hier und Jetzt sind. Weisen Sie sich selbst darauf hin, dass Sie momentan vergessen haben sich Gedanken über das was andere über Sie denken könnten zu machen. Das sind jene Momente, in denen wir echt sind. Wenn wir das ganze Schauspiel weglassen und einfach nur wir selbst sind, strahlen wir. Zwischen „echt sein“ und „echt sein“ gibt es jedoch einen Unterschied. Also eigentlich nicht wirklich, aber in unserer Gesellschaft hat sich ein gefälschtes „Echt sein“ eingeschlichen und durchgesetzt. Es wird mit einer Selbstverständlichkeit verkörpert, die es einem sehr schwer macht, die innere Stimme zu hören. Es wird von allen Seiten akzeptiert und das Motto scheint zu lauten: „Solange du mich schauspielern lässt, lasse ich dich auch“. Wenn Sie es aber schaffen das kratzige Kostüm endlich auszuziehen und das loszulassen, was Ihrem Naturell nicht entspricht, erkennen Sie Kostümträger ziemlich schnell. Leute, die nicht authentisch auftreten fallen Ihnen sofort auf. Gebotene Schauspiele erkennen Sie und durch Kostüme können Sie quasi mit einem Röntgenblick hindurchschauen. Was sich dahinter verbirgt, kann sich nur noch schwer vor Ihnen verstecken. Authentizität öffnet Ihnen Türen und Tore.

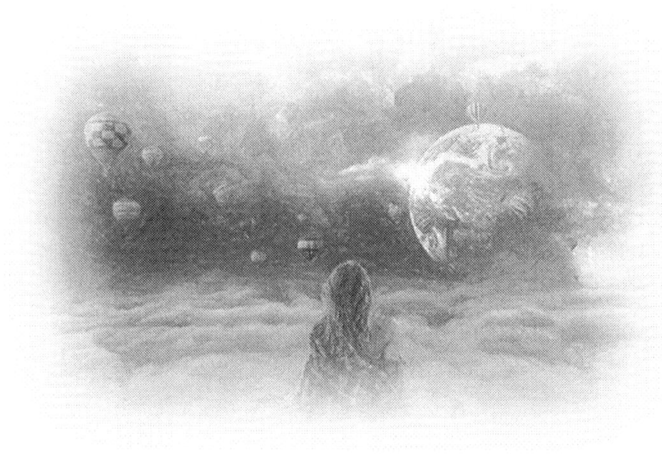

Gleichen Sie Entscheidungen mit Ihrer inneren Stimme ab. Finden Sie unbedingt heraus, was Ihnen liegt und hinterfragen Sie Ihre Lebensart grundlegend. Solange Sie sich ausschließlich im Außen orientieren, machen Sie sich lebensfeindliche Gedanken über das, was andere über Sie denken könnten. Das ist anders nicht möglich.

Was anderes zu erwarten wäre mit Ihrem derzeitigen Wissensstand völlig naiv. Werden Sie sich Ihrer selbst bewusst und lernen Sie sich neu kennen.

„Es gibt noch vieles zu entdecken, wenn Sie sich nicht mehr verstecken. Neue Wege, neue Strecken, Glück und Freude in allen Ecken“.

Selbstbewusstsein stärken

Auffälliges Verhalten ist nicht unbedingt ein Indiz für ein ausgeprägtes Selbstbewusstsein. Sie brauchen nicht der Lauteste in jedem Raum sein, den Sie betreten. Eher ist genau das Gegenteil der Fall. Jemand der sich gut kennt und sich sowohl seiner Stärken als auch seiner Schwächen bewusst ist, diese auch annimmt und in sein Leben integriert, legt eine ausgeglichene Haltung an den Tag. Es geht darum sich seiner selbst bewusst zu sein, sich dadurch an seinen eigenen, unerschütterlichen Wert zu erinnern und daraus Zuversicht, Kraft und Mut zu schöpfen. Würden Sie sich selbst gut genug kennen, würden Sie sich keine giftigen Gedanken über das, was andere über Sie denken könnten, machen. Im Umkehrschluss heißt das, dass Sie sich Gedanken über das was andere über Sie denken könnten machen, weil Sie sich Ihrer selbst noch nicht bewusst genug sind. Wäre dem so, wüssten Sie, dass Sie genug sind. Ihren Wert kann Ihnen niemand nehmen. Bitte lesen Sie den letzten Satz nicht wie irgendeinen weisen Guruspruch aus dem Internet. Lesen, verstehen und verinnerlichen Sie die Tatsache, dass es keinen gibt der Ihnen Ihren vollen Wert je absprechen könnte. Wenn Sie einmal nicht in Ihrer Kraft sind kann es vorkommen, dass es jemand vorübergehend schafft, Sie vom Gegenteil zu überzeugen. Daran dürfen Sie dann auch glauben, es steht Ihnen selbstverständlich frei. Mit der Wahrheit hat dieses Märchen aber nichts zu tun. Lassen Sie sich lieber nichts erzählen und speichern Sie diese Wahrheit ein für alle Mal ab. Je besser Sie sich kennen, desto mehr fühlen Sie diese Tatsache. Ihnen wird klar, dass Sie die ganze Zeit schon wertvoll genug waren. Toxische Gedanken über das, was andere über Sie denken könnten, hätten Sie sich eigentlich ersparen können. Sie nahmen Ihnen wertvolle Lebenszeit. Solche Gedanken rauben Ihnen den Blick für das Wesentliche. Ihr Leben will ausgiebig gelebt werden – *dafür haben Sie es bekommen!* Sie können es nur auskosten, wenn Sie sich selbst gut genug kennen. Lernen Sie sich selbst kennen und werden Sie sich Ihrer selbst bewusst.

„Stellen Sie sich vor, Sie sind schon seit Ihrer Geburt gut genug und mit allem ausgestattet, was Sie für Ihre individuelle Reise hier auf der Erde brauchen“.

Diese Wahrheit ist wichtig, denn kaum etwas Vergleichbares kann die Lebensqualität so enorm anheben wie der nackte Blick in den Spiegel beziehungsweise die bedingungslose Annahme dessen was darin mit klaren Augen erkannt wird. Ein geringes Selbstbewusstsein sorgt dafür, dass wir uns zurückziehen und anfangen traurige Glaubenssätze zu basteln. An diese klammern wir uns häufig, damit wir den Grund für unsere gedrückte Laune nicht bei uns selbst finden. Unser eigenes Verhalten treibt uns oft in dunkle Ecken, ohne dass wir es bemerken. Im Außen suchen wir dann vergeblich nach einem verwendbaren Sündenbock. Wir werden zwar schnell fündig, weil uns sehr viele, auf alle Menschen-Typen angepasste Bösewichte angeboten werden, aber am Ende landen wir immer wieder bei uns selbst. Mit den Gedanken über das, was andere über uns denken könnten, sind wir wieder allein und solange konfrontiert, bis wir dieses Thema endgültig auflösen und loslassen. Dafür ist knallharte Selbstreflexion nötig. Diese kann fordernd sein, deswegen versuchen wir diese

Aufgabe hinauszuschieben und uns davon abzulenken. Hierfür pflegen wir zum Beispiel oberflächliche Kontakte und halten uns in Kreisen auf, die unserem inneren Sein vielleicht völlig widersprechen. Wir spüren die Disharmonie immer, aber legen sie falsch aus, weil die Ablenkung im Vordergrund steht. Das ist keine Überraschung, da wir es schon als Kinder nicht anders gelernt haben. Wir können uns selbst nicht lieben, wenn wir uns selbst nicht kennen. Vielleicht gibt es Ausnahmen, aber in den Schulen die ich besuchte, wurde mir nichts in diese Richtung beigebracht. Alles was mir erzählt wurde, beschäftigte sich mit der äußeren Welt. Da sich die meisten Eltern selbst im Labyrinth befinden, sind wir mehr oder weniger auf uns allein gestellt. Eltern handeln meistens in liebevoller Absicht. Sie merken nicht, dass uns gewisse Erziehungs-Methoden mit den verbundenen Denkmodellen von unserem wahren Selbst entfernen. Uns wurde relativ früh eingetrichtert, wie wir uns später zu präsentieren haben, um in der Gesellschaft als be- und -geliebt angesehen zu werden. Die Entfaltung der eigenen Individualität spielt bei den allerwenigsten Eltern eine bedeutende Rolle. Die höchstmögliche Anpassungsfähigkeit wird zur Erreichung von vermeintlicher Sicherheit angestrebt. Anstatt, dass uns gezeigt wird wie wir uns selbst kennenlernen und ein ausgeprägtes Ohr für unsere innere Stimme entwickeln, suggeriert man uns mit verschiedensten Schablonen, dass wir uns im Außen orientieren sollen. Sich später zwingend Gedanken über das was andere über uns denken zu machen, ist bei all dem eine absolut logische Begleiterscheinung. Unser Selbstbild ist oftmals auf äußere Umstände, vergangene Erlebnisse und fremde Meinungen aufgebaut. Lassen Sie sich davon nicht täuschen. Für ein gesundes, realitätsnahes Selbstbild ist der Blick nach innen unumgänglich. Im Alter von 13 bis 19 Jahren, war ich regelmäßig Billard spielen. In unserem Freundeskreis war es üblich die Zeit in verrauchten Lokalen zu verbringen, sofern das nötige Kleingeld dafür aufgebracht werden konnte. Ungefähr jede zweite Woche trieb es mich in eine dieser maroden Räumlichkeiten. Ein simples Beispiel, aber wenn Sie wissen, dass ich das Billardspielen eigentlich überhaupt nicht mag, erkennen Sie die Aussage dahinter. Ich konnte relativ gut Billard spielen und dachte sogar, dass ich es gerne mache aber mit den Jahren lernte ich mein wahres Selbst kennen. Mir wurde deutlich, dass ich nie gerne gespielt habe. Es ist ein Sport, der mir einfach nicht entspricht. Ich erkannte, dass man nicht alles machen muss nur weil man es machen kann. Wenn ich zurück denke erkenne ich hier einen Zeitvertreib, der sich als Hobby verkleidet in meinen Alltag einschlich. Solange ich den in meinen Kreisen üblichen Aktivitäten nachging war ich von Menschen umgeben. Diese waren dann meine sogenannten Freunde. Dafür zu sorgen, dass sie so über mich denken wie ich das möchte, schien mir leicht zu fallen. Mitzulaufen reichte aus, auch wenn es meiner inneren Welt nicht entsprach. Ich habe nicht hinterfragt und ging lange Zeit von einem selbstbestimmten Lebensstil aus. Ich war zwar immer der einzige Nichtraucher in der Gruppe und trank Alkohol schon damals widerwillig, aber in dieser Zeit hatte ich kein reales Selbstbild. Ich dachte, ich sei das was ich mache und nach außen hin repräsentiere. Ich war nicht selbstbewusst, weil mir schlichtweg der Zugang zu mir selbst fehlte. Was andere über mich denken könnten schien mir wichtig zu sein, weil ich mich selbst nicht gut kannte. Ich wusste nicht wer ich bin und ging davon aus, dass ich bin was ich darstelle. Das Billardspielen ist ein minimaler Auszug dessen was ich in Wahrheit machte um nicht anzuecken und auszubrechen. Spaß hat es mir nie wirklich gemacht, aber ständig von Menschen umgeben zu sein, brachte die Angst vor dem, was andere vielleicht über mich denken könnten, erfolgreich zum Schweigen. Klarerweise galt dies nur für die äußere Welt. In meinem Inneren brodelte es gewaltig, aber das machte sich erst später bemerkbar. Für die verschiedensten Folgen meiner Unechtheit, wie zum Beispiel körperliche Krankheiten, griff ich bis dahin auf die gängigen Erklärungsmodelle zurück. Aber wenn die Lebensqualität sinkt obwohl man im Außen alles richtig zu machen glaubt, kann man einem Dialog mit sich selbst nur schwer entkommen.

Anstatt in der äußeren Welt viele Leute zu treffen, sollten wir lieber den Kontakt zu uns selbst knüpfen, denn da hat die spannendste Reise von allen ihren Ausgangspunkt. Lernen Sie sich kennen und dann seien Sie ein für alle Mal dankbar für das, was Sie sind. Ab hier haben Sie keine Zeit mehr für quälende Gedanken. Werden Sie sich Ihrer selbst bewusst. Eine Affirmation für Sie:

„Ich bin gut so wie ich bin, was anderes macht keinen Sinn. Anstatt mich von mir zu trennen lerne ich mich näher kennen. Meine Sorgen lasse ich los, denn mir ist klar sie sind absurd. Ich bin wertvoll und genug und das schon seit meiner Geburt“.

KAPTIEL SECHS

Angst vor Ablehnung

Vermutlich ist es natürlich, ein gewisses Maß an Angst vor Ablehnung zu haben. Sie rührt mutmaßlich aus der Geschichte der Menschheit. Es gab scheinbar Zeiten in denen das, was andere über einen denken könnten, überlebenswichtig war. Früher konnten einem falsche Behauptungen und Unterstellungen das Leben kosten. Nur unter Verdacht zu stehen war lebensgefährlich und anscheinend wurde man auf dem Scheiterhaufen verbrannt, wenn man einen gewissen Ruf hatte. Das erklärt vielleicht, warum wir heute mit aller Kraft versuchen perfekt zu sein. Dieser Kerngedanke macht unsere krampfhafte Imagepflege begreiflich. Demnach sollten wir nicht anecken und als Querdenker eher unerkannt bleiben. Schlüssig klingt auch der Gedanke, dass die Angst vor Ablehnung eine wichtige Rolle gespielt hat, wenn es um die Zugehörigkeit zu einer Gruppe ging. Wenn es stimmt, dass wir früher auf die Jagd gingen, um unsere Familien mit Nahrung zu versorgen, dann hätte ein Einzelkämpfer schlechte Karten gehabt. Das bedeutet auch hier war die Angst vor Ablehnung überlebenswichtig. Die Ablehnung der Gruppe hätte gravierende Konsequenzen gehabt. Diese Zeiten sind vorbei, aber wer heute augenfällig wandert, läuft Gefahr gesellschaftliche Ablehnung auf andere Weise zu erfahren. Wenn die Angst vor Ablehnung ein Niveau erreicht wie bei Tom, als er die junge Frau ansprechen wollte, sollte das tunlichst hinterfragt werden. Was ist es denn wirklich wovor Tom hier Angst hatte? Für ihn ganz klar, die Gedanken der anderen. Sein Auftritt könnte sowohl der jungen Frau, als auch den Menschen im Umfeld nicht gefallen. Allein die Vorstellung im Mittelpunkt zu stehen war ihm zu heftig. Dabei sollten Sie Toms Bedenken hinterfragen. Überlegen Sie mal. Wovor haben Sie persönlich wirklich Angst, wenn Sie bestimmte Dinge nicht angchen, weil andere möglicherweise ungut darüber denken könnten? Dahinter steht zum Beispiel die Angst vor Ablehnung, aber was steht hinter ihr? Das Gefühl, welches uns währenddessen ergreift. Der Mehrheit ist es unangenehm abgelehnt zu werden und weil wir uns dieses Gefühl ersparen wollen, sind wir bereit Dinge nicht zu machen, obwohl wir sie insgeheim gerne machen würden. Das kann alles Mögliche sein, wie zum Beispiel die Bewerbung für ein renommiertes Unternehmen die zu Hause liegt und „sicherheitshalber“ nicht abgeschickt wird. Das kann beispielsweise die Wahl eines gelben, aktuell voll angesagten Mantels sein obwohl es ihn auch in Ihrer

Lieblingsfarbe gäbe. Bei manchen Menschen ist die Angst vor dem Gefühl der Ablehnung so stark ausgeprägt, dass sie sich unter das Messer legen und operative Eingriffe über sich ergehen lassen, um es zu umgehen. Tom hatte so viel Angst vor dem Gefühl der Ablehnung, dass er sogar die Liebe seines Lebens gehen ließ. Das eine mag untertrieben, das andere übertrieben klingen aber ich bin sicher, Sie verstehen den Punkt. Die Angst vor der Ablehnung schlägt in alle Richtungen weitläufige Wurzeln und versteckt sich nicht selten hinter der Angst vor dem, was andere über einen denken könnten. Wichtig ist es, das belastende Gefühl unter die Lupe zu nehmen, um es anschließend zu transformieren. Machen Sie das bei der nächsten Gelegenheit. Die nächste Situation lässt wahrscheinlich nicht lange auf sich warten. Nutzen Sie die Gunst des Augenblickes indem Sie das unangenehme Gefühl bewusst registrieren, es verfolgen und observieren. Wenn wir Ablehnung erfahren, wird uns das schonungslos von unserem Körper signalisiert. Werden Sie zum Detektiv und lassen Sie kein Körpersignal davonkommen.

Dazu ein Schwank aus meinem Leben: Aufgrund der Art wie ich aufgewachsen bin, hatte ich lange Zeit enorme Angst vor Ablehnung. Die Frage, was andere über mich denken könnten, hat mir lange Zeit den Zugriff auf mein wahres Potential verwehrt. In meiner Familie ist ein geringes Selbstwertgefühl Usus. Für jede Kleinigkeit hatte man sich gefälligst zu genieren. Stieß man unabsichtlich mit dem Knie gegen den Tisch, oder stolperte man beispielsweise über einen Stein, wurde man von der ganzen Familie laut ausgelacht und tagelang aufgezogen. Es gibt zahlreiche Beispiele, bei denen ein hohes Schamgefühl tolldreist eingefordert wurde. Das wohl Prägendste hat mit dem Sprechen zu tun. In meiner Familie gilt das Sprechen mit fremden Menschen als Königsdisziplin. Ein Gespräch mit jemandem zu eröffnen den man nicht gut kennt, gleicht einer extremen Mutprobe. Einen Passanten schon nur nach der Uhrzeit zu fragen war eine Heldentat, für die man währenddessen trotzdem ausgelacht wurde. Ich stelle mir vor, dass Ihnen das absolut lächerlich vorkommt. Das ist es auch und im Nachhinein wurde mir das begreiflich. Ich bin aber mit dieser Denke groß geworden und dachte tatsächlich, es wäre üblich sich beim Sprechen zu schämen.

Als junger, erwachsener Mann, war es mir ein Gräuel diese giftige Denkart mit mir rumzuschleppen. Wegen ihr hatte ich so massive Angst vor dem, was andere vielleicht über mich denken könnten, dass es mir in einem Restaurant nicht möglich war eine Bestellung abzugeben. Das musste meine Begleitung übernehmen. Beim Bäcker stand ich meistens feige hinter meinen Freunden, die stellvertretend für mich Semmeln bestellten und im Supermarkt machte mich am Kassaband jeder Schritt hin zur Kassiererin nervöser. Ich befürchtete, bei der Begrüßung im Mittelpunkt zu stehen. In meinem Freundeskreis war ich jedoch stets als dynamischer, furchtloser und vor allem selbstsicherer Typ bekannt. Das habe ich meinen Freunden auch stets vermittelt, in mir drinnen sah es aber lange Zeit anders aus.

Warum ich Ihnen so etwas Intimes aus meiner Vergangenheit erzähle hat genau 3 Gründe:

1. Sie sollen meine persönlichen Beweggründe für das Schreiben dieses Buches kennen.

Ich schreibe es mit höchster Leidenschaft und Sie sollen wissen, dass es mir ein tiefseelisches Anliegen ist Ihnen bei diesem Thema zu helfen. Ich blicke auf turbulente Lehrjahre zurück und möchte Ihnen zeigen, dass Ihr persönlicher Wandel mit Sicherheit möglich ist. Wenn ich mir vorstelle, dass Sie endgültig ausbrechen, tanzt mein Herz heiter und frohsinnig.

2. Ich berichte aus eigener Erfahrung, weiß ganz genau wie Sie sich fühlen und auch wie Sie da erfolgreich rauskommen!

Dass Sie diese Freiheit erlangen können ist eine Tatsache. Intime Geschichten lege ich Ihnen dar, damit Sie einen etwas tieferen Einblick bekommen. Ich versuche Ihnen genau jene Tipps zu geben die ich damals selbst gebraucht hätte.

3. Wenn ich es geschafft habe, schaffen Sie das auch.

Der Umfang meiner Ängste war nämlich horrend. Ich hatte Panik und verspürte oft extremen Druck im Bereich des Solarplexus. Bei meiner Lösungssuche war es, als ob ich von einem schwarzen Loch in weiter Ferne angezogen und zurückgehalten werde. Ganz egal wie schlimm es scheint, Sie schaffen das auch - **ganz sicher!**

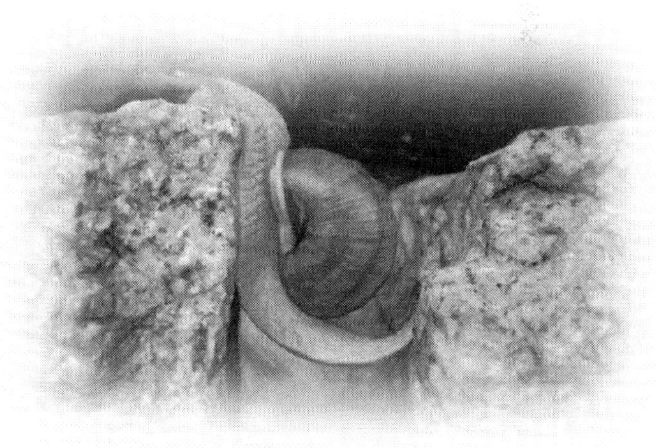

Unser Körper spricht mit, beziehungsweise zu uns. Wenn er uns etwas mitteilen möchte, gibt er entsprechende Signale und diese sollten Sie, wie Sie bereits wissen, erforschen. Bei mir waren es meistens dieselben Signale. Sobald ich vor der Kassiererin an der Kassa stand begann das Spektakel. Meine Hände begannen leicht zu schwitzen, mein Puls wurde rasend schnell, es fiel mir sehr schwer regelmäßig zu atmen, an meinem Hals verspürte ich einen imaginären Würgegriff und mein Gesicht lief rot an. Bis auf das rote Gesicht konnte ich alle Signale bravourös verbergen. Ich bin mit dieser Qual aufgewachsen und war quasi ein Meister des Überspielens. Auf das rote Gesicht wurde ich zwar immer wieder angesprochen, was die Situation dann immer noch schwieriger für mich machte, aber das konnte ich geschickt abwehren. Ich sagte einfach so etwas wie: „Ja, pfff echt unglaublich diese Hitze" und tat so, als ob mir heiß wäre. Im Winter meinte ich schlicht: „Ach so, wirklich? Hm, naja keine Ahnung wieso ich so ein rotes Gesicht habe. Kann ich mir nicht erklären, mir geht es eigentlich super". Im späten Alter von 22 Jahren beschloss ich dem Ganzen ein Ende zu setzen. Um meine gedrückte Lebensqualität zu entfesseln, musste ich mich selbst beziehungsweise mein Gehirn austricksen. Freilich äußerte sich mein geringes Selbstwertgefühl durch Warnsignale meines Körpers aber ich wusste, dass sich der Übeltäter in meinem Kopf eingebunkert hat. Es war unumstritten eine Kopfsache und die einzige Möglichkeit diese endgültig in den Griff zu bekommen bestand darin, mich ihr zu stellen. Gegen all meine Befürchtungen machte ich es mir zur Aufgabe Blicke auf mich zu ziehen. Gegen meinen Wunsch nicht im Mittelpunkt zu stehen, versuchte ich absichtlich aufzufallen. Ich begann Menschen auf der Straße oder vor dem Einkaufsregal mit banalen Anliegen anzusprechen: „Wissen Sie zufällig wo ich den Reis finde"? Das machte ich bei jedem Einkauf. Im Bus habe ich die mir gegen-übersitzende Person gebeten unseren Sitzplatz zu tauschen, weil mir übel wird sobald ich nicht in die Fahrtrichtung schaue. Dabei ist mir die Blickrichtung egal, mir wird nie übel. Mit jedem Mal wurde ich ein Bruchstück mutiger und in späterer Folge versuchte ich mich sogar absichtlich zu blamieren, indem ich mit hoher, quietschender Stimme sprach und so tat als wäre es meine ganz normale. Aber eines nach dem anderen.

Die Gedanken über das was andere vielleicht über mich denken könnten, gingen weit über die Szene an der Kassa hinaus. Generell war die Vorstellung, dass mich jemand ansprechen könnte eine schirche. Egal wo und wann, ich stand die meiste Zeit unter Spannung und hoffte nicht im Mittelpunkt zu stehen. Ich dachte zwar nicht permanent darüber nach aber unterbewusst umklammerte mich die Angst davor. Sie beeinflusste mein Verhalten mehr als ich dachte. Wenn mich jemand nach dem Weg fragte, war mir das unangenehm. Ich machte mir während dem Antworten Gedanken darüber wie ich gerade klinge und stellte mir vor wie ich gerade wahrgenommen werde. Sobald ich sprach fragte ich mich was die Person gerade über mich denkt. Dass sie mir einfach nur zuhört, um den Weg zu erfahren kam mir nicht in den Sinn. Wenn ich unterwegs einem Bekannten begegnete und dieser mich fragte wie es mir geht und was ich so treibe, wurde mein Kopf zur vollreifen Tomate. Es gab eindeutig keine andere Möglichkeit als mich meiner Angst direkt zu stellen. Insgeheim wusste ich das die ganze Zeit über, wollte es mir aber nicht eingestehen. Dieser Tatsache ins

Auge zu sehen war schwierig, aber letztendlich habe ich es getan. Ab dem Tag der Entscheidung kam mir des Öfteren das Bild eines Mannes in den Sinn, der seine Angst vor Spinnen auflöst, indem er sich ganz langsam herantastet. Das sah ich einmal als Kind im TV. Der Mann versuchte die Spinne nur anzusehen, anstatt gleich weg zu laufen. Dann einen Schritt auf sie zu zumachen und in späterer Folge sogar zu berühren. Das alles über einen längeren Zeitraum hinweg. Mit kleinen Fortschritten zum großen Erfolg war also meine Devise und so machte ich mich in meinem eigenen Tempo auf den Weg. Ich wurde zum Detektiv und begab mich mit guter Absicht in grässliche Situationen. Immer mit dabei, mein kleiner Notizblock. Ich war so entschlossen endgültig etwas zu verändern, dass ich meinen Einkauf auf zwei Mal aufteilte. Was für ein Rowdy, oder? Jedenfalls beobachtete ich meine Gefühle haarscharf. Zu Beginn nahm ich mal nur die schwitzenden Hände, die unregelmäßige Atmung und meinen Tomatenkopf wahr. Direkt nach dem Einkauf zückte ich meinen Notizblock. Mit ein paar Worten schrieb ich den Eindruck den ich von mir selbst hatte nieder. Die ersten paar Male machte ich nichts anderes. Allein das brachte schon sehr viel in mir in Bewegung. Nur durch die Beobachtung und das Akzeptieren meiner Körpersignale wurde ich gelassener. Die Annahme dessen was ist, nahm mir gefühlte 50% meiner Angst. Vom Ziel war ich noch weit entfernt aber zumindest war ein minimaler Fortschritt zu verzeichnen. Mit der Zeit habe ich mich an meine Körpersignale gewöhnt und die Notizen steigerten sich allmählich in eine positive Richtung. Mein Selbstbewusstsein wuchs mit jeder Aufgabe und um dem erwünschten Ziel noch schneller entgegen zu kommen änderte ich kleine Details. Auf der Suche nach meiner hässlichsten Jogginghose, durchstöberte ich eifrig meinen Kleiderkasten. Ich wurde fündig und schlüpfte hinein. Es handelte sich um die Hose, welche ich anziehe wenn ich mit meinem Hund durch Wälder spaziere. Sie war ursprünglich grauweiß, aber durch das Tragen bei jedem Wetter war sie in allen möglichen Farbtönen befleckt. Aufgrund des Spielens mit meinem Hund waren es allen voran braune Erdflecken im Bereich der Oberschenkel. Eine ungewöhnliche Montur für einen Detektiv, aber genau die richtige um Aufmerksamkeit zu erwecken. Ich trug die Hose also beim Einkaufen, beim Spazieren und so weiter. Die Leute sahen mich an als wäre ich ein Außerirdischer. Verwirrte und meiner Interpretation nach eindeutig abwertende Blicke, trafen mich zuhauf. Das Interessante war, dass mir meine Aufgaben mehr und mehr Spaß bereiteten. Die unangenehmen Körpersignale waren immer noch da aber sie waren ok, weil ich sie angenommen und akzeptiert habe. Die Hose brachte mir sehr viel Aufmerksamkeit. Nach und nach rückte die eigentliche Aufgabe in den Hintergrund. Ich wurde mutiger und fand es viel spannender die Reaktionen der Leute zu deuten. Gelegentlich antwortete ich auf die Frage wieso ich plötzlich so ein rotes Gesicht habe mit „Ja, ich bin so rot angelaufen, weil ich mich gerade geniere. Mir ist die Situation extrem unangenehm“. Der Mut zur Offenheit riss meine gedanklichen Blockaden sintflutartig ein und ich wurde risikofreudig. Um es auf die Spitze zu treiben, schmierte ich etwas Senf auf mein weißes T-Shirt. Wohlgemerkt auf Brusthöhe, damit man denkt, ich könnte nicht ordentlich essen. Das zog ich zirka vier Wochen lang durch. An einem sonnigen Nachmittag flanierte ich in diesem Outfit gemütlich über die noble Kärtnerstraße. Eine Hand voll Passanten war regelrecht angewidert und machten einen Bogen um mich und andere sahen mich ausdruckslos an. Der größte Teil nahm mich nicht mal wirklich wahr. Ich traf dort einen Freund, dem ich erzählte, dass ich gerade Waschtag habe und daher keine andere Kleidung. Er lächelte anfänglich kurz über den Senffleck aber dachte nicht groß weiter darüber nach. Wir spazierten locker und planlos durch die Wiener Innenstadt und unterhielten uns wie immer über Gott und die Welt. Bei all dem Gerede vergaß ich meine Detektiv-Kleidung. Ich achtete teilweise überhaupt nicht darauf und da fiel mir etwas auf. Die Blicke der Menschen wurden weniger, wenn ich meine Gedanken nicht darauf ausrichtete. Je mehr Sorgen ich mir machte, desto eher hatte ich auch das Gefühl angestarrt zu werden. Mir wurde klar, dass meine Gefühle zum großen Teil meiner Aufmerksamkeit geschuldet sind. Das Tragen der blamablen Kleidung schob mich unweigerlich ins Selbstvertrauen. Ich wunderte mich über die schrumpfende Anzahl der Blicke und war sogar ein bisschen grantig darüber. Meine Mission schien zu scheitern, da keiner mehr mitmachte. Ich war doch so motiviert etwas zu verändern und da wurde mir die Luft aus dem Segel genommen. Ich reflektierte die letzten Wochen, dachte sehr viel nach und plötzlich fiel mir auf, dass ich meinen Notizblock schon länger nicht mehr nutzte. Zirka zwei Wochen lang, hatte ich ihn nicht mal mehr mitgenommen. Er lag zu Hause und dementsprechend waren die Seiten leer. Mit meinen unangenehmen Körpersignalen war ich quasi schon sehr gut befreundet und die schwindenden Blicke waren in Wirklichkeit ein gutes Zeichen. Mir wurde klar, dass es die anderen nicht wirklich interessiert wie ich aussehe. Bei genauer Betrachtung merkte ich, dass die Leute stark mit ihren eigenen Problemen beschäftigt sind. Sie schauen einen kurz an, wenden sich aber gedanklich schnell wieder ab, um sich Gedanken über ihre eigenen Probleme zu machen. So hart es klingen mag: Niemand interessierte sich für mich. Zumindest juckt es den Großteil nicht wirklich, ob ich eine Jogginghose oder Jeans trage. Maximal mein Outfit wurde scheinbar bewertet und möglicherweise abgelehnt. Das war es dann aber auch schon. Den Menschen dahinter hat niemand wirklich wahrgenommen und somit wurde ich auch nie persönlich, beziehungsweise menschlich abgelehnt. Eine wertvolle Lektion und heute weiß ich, dass auch mein Tomatenkopf keine Euphorie bei den "Zuschauern" auslöst. Vielleicht bewirkt ein Senffleck ein gedankliches Schmunzeln aber das ist mehr als ok. Lachen ist schließlich gesund und gerne gebe ich dafür einen Grund.

Zu Beginn meines Selbst-Experiments meinte ich ununterbrochen im Mittelpunkt zu stehen, in der Halbzeit nahm ich schon eindeutig weniger Blicke wahr und am Ende ging das Rampenlicht aus. Dieses Ergebnis nahm mir etwas weg und zwar einen limitierenden Glaubenssatz, der lautete:

„Andere machen sich viele Gedanken über mich".

Das gab mir erstens Mut und zweitens erlöste es mich von dem Druck, der bis dato mein ständiger Begleiter war. Ich wurde gelassener und in Situationen, in denen ich das Gefühl hatte, rot anzulaufen fragte ich direkt meine Begleiter ob ich gerade rot im Gesicht bin. Es war körperlich noch spürbar aber mental hat es mich nicht mehr belastet. Immer wieder fragte ich auch die Kassiererin, ob ich einen Tomatenkopf habe und mit den Jahren wurde diese Frage immer häufiger verneint. Alle anderen Signale haben sich schnell verabschiedet. Mein Selbstwertgefühl hat sich immens gesteigert. Dadurch hat sich die Angst vor Ablehnung auf das Minimalste reduziert. Seitdem ich mich mit meinen Gefühlen angefreundet habe fühle ich mich selbstsicher. Egal was wir im Leben machen, es ist immer mit Gefühlen verbunden. Die natürliche Angst vor Ablehnung wird vermutlich bleiben. Wenn wir sie akzeptieren, verstehen und lernen mit ihr umzugehen, dann verweilt sie stets im gesunden Maße. Zum Abschluss dieses Kapitels möchte ich Ihnen noch drei Tipps ans Herz legen.

Tipp Nr. 1:

<u>Ihr Gegenüber lehnt nicht Sie als Mensch ab.</u>

Ihr Gegenüber lehnt höchstens den Eindruck oder das Bild, das er von Ihnen hat, ab. Das heißt, wenn Sie wegen Ihrer hippen Schuhe schief angeschaut werden, dann werden maximal Ihre Schuhe abgelehnt und nicht Sie selbst. Sie sind nicht Ihre Schuhe. Außerdem hat nicht jeder denselben Geschmack wie Sie. Wenn Ihre Bewerbung abgelehnt wird dann heißt das nichts weiter als das. Nicht Sie wurden abgelehnt, sondern Ihre Bewerbung. Sie können nicht von jemandem als Mensch abgelehnt werden der Sie nicht gut genug kennt. Es ist stets das mangelhafte Bild, welches Ihr Gegenüber von Ihnen hat, das abgelehnt wird. Was der eine ablehnt, heißt der andere wiederum herzlich willkommen. Zerbrechen Sie sich also nicht den Kopf mit der Frage, was Sie falsch gemacht haben könnten. Ihr Gegenüber meint es meist nicht wertend, wenn er Ihren Auftritt, Ihre Idee, Ihren Vorschlag oder Ihren Lebensstil ablehnt. Überlegen Sie mal. Wenn Sie im Kleidungsgeschäft gefragt werden, ob Sie Interesse an einer Kundenkarte haben, Sie aber nicht zusagen, heißt das nicht, dass Sie den Verkäufer beziehungsweise den Menschen dahinter ablehnen. Sie lehnen hier lediglich das Angebot, den Vorschlag ab. Wenn Tom einen Korb bekommen hätte, wäre das zwar unangenehm aber auch hier würde nicht er als Mensch abgelehnt, sondern lediglich sein Auftritt beziehungsweise das Bild, das sich die junge Frau von ihm gemacht hat. Sie kann Tom nicht als Mensch ablehnen, wenn sie diesen noch nicht einmal annähernd kennengelernt hat.

Zu Beginn würde es vielleicht schwerfallen die Absage nicht persönlich zu nehmen und nicht traurig zu sein aber auf einer höheren Ebene ist klar, dass es eigentlich völlig ok ist, da nicht Tom als Mensch abgelehnt wurde. **Verinnerlichen Sie diese Geisteshaltung.**

Tipp Nr. 2:

Akzeptieren Sie, dass nicht jeder zwingend zu Ihnen passen muss.

Sie sind nicht für jeden bestimmt und umgekehrt gilt das Gleiche. Was andere über Sie denken, wenn Sie sich von unsympathischen Menschen fernhalten, sollte Ihnen demnach einerlei sein. Dass sich jeder mit jedem versteht ist unmöglich, und dass wir alle auf geistiger Ebene eins sind mag vielleicht zutreffen, aber in der physischen Welt sieht es ein bisschen anders aus und das ist auch ok. Selbst wenn alles Liebe ist, heißt das nicht, dass Sie dazu verpflichtet sind sich mit jedem Einzelnen zu verstehen. Es gibt Menschen die man von Beginn an „nicht riechen“ kann. Sie haben bestimmt schon einige getroffen die, warum auch immer, eine ungute Energie ausstrahlen. Es ist eine Farce zu glauben, dass Sie mit jedem auskommen müssen, weil man sonst denken könnte, Sie wären ein schlechter Mensch. Von Leuten abgelehnt zu werden die Ihnen so etwas einreden wollen sollte Ihnen keine Träne wert sein. Natürlich ist nicht jeder der Sie nicht gut anschwingt Ihr Feind. Die Welt braucht unbedingt warmherzige, empathische Menschen, aber Sie sind nicht gleich schlecht, wenn Sie Menschen meiden die Sie nicht mögen. Es gibt Meinungen, die das Gegenteil anmuten lassen, aber die Realität spricht deutlich dagegen.

Jene die Ihnen weismachen möchten, dass Sie sich gefälligst mit jedem zu verstehen haben, leiden vermutlich an einer Realitäts-Allergie. Konzentrieren Sie sich lieber auf diejenigen die auf verschiedenste Weise zu Ihnen passen. Dadurch ersparen Sie sich Unmengen an hinderlichen Gedanken und die Sonne beleuchtet viel eher das Wesentliche. Versuchen Sie ja nicht diejenigen zu überzeugen, die grundsätzlich nicht zu Ihnen passen. Schreiben Sie sich ab sofort auf die Fahne, dass es legitim und ok ist, dass nicht jeder zu Ihnen passt.

Tipp Nr. 3:

Genießen Sie das Gefühl der Ablehnung!

Komischer Tipp, richtig? Dahinter verbirgt sich aber mehr. Ihre Einstellung zur Ablehnung an sich muss geändert und neu programmiert werden. Das was Sie während und nach einer Ablehnung erfahren sollte akzeptiert und als „normal" abgespeichert werden. Wenn Sie das schaffen und verstehen, dass Sie keine Angst mehr vor Ihren eigenen Gefühlen haben müssen, steigern Sie Ihre Lebensqualität immens. Der richtige Umgang ist wichtig und ich rate Ihnen das „normale Gefühl" erstmal anzunehmen anstatt es verbissen verdrängen zu wollen. Diesen Tipp lege ich Ihnen besonders ans Herz, denn damit habe ich nicht nur meinen hohen Puls in den Griff bekommen. Versuchen Sie eine unangenehme Situation nicht schlagartig zu verlassen. Statt hektisch zu flüchten, können Sie Ihren Fokus auf alles was Sie fühlen richten. Sofort den Ausgang zu suchen schiebt die Lösung des Problems nur auf. Packen Sie es klugerweise an und bedenken Sie was Sie gewinnen, wenn Sie erstmal lernen mit diesen Gefühlen zu leben. Sie haben solche Situationen schon öfter überlebt aber an denjenigen der immer nur überlebt zieht das echte, freudvolle Leben rigoros vorbei. Machen Sie sich bewusst, dass jede noch so unangenehme Situation vorbei geht, keine hält ewig an. Sich vor ihr zu drücken bedeutet in ewiger Angst zu leben, weil Sie überrascht werden könnten. Sich ihr zu stellen hingegen bedeutet, auch im Falle einer Überraschung, gefestigt zu sein. Vergleichen Sie es mit unerwartetem Regenwetter. Sie können nach Hause sprinten, die Vorhänge zuziehen und sich freuen, weil Sie nicht nass geworden sind. Sie könnten aber auch mit voller Absicht raus gehen, um den Regen auf Ihre Haut niederprasseln zu lassen. Fühlen Sie den Regen und den tobenden Wind und schätzen Sie den Anblick des zugezogenen Himmels. Genießen Sie den Regen (Ihre Gefühle) und vertrauen Sie darauf, dass es wieder sonnig wird. Jedes „Unwetter" vergeht! Je mehr Sie sich mit dem Gefühl der Ablehnung arrangieren, desto seltener ereignen sich unangenehme Situationen. Wenn Sie das Gefühl der Ablehnung genießen, werden Blumen aus dem Boden sprießen!

KAPITEL SIEBEN

Ein unkonventionelles Gespräch mit Julia

Es war Mitte Sommer als mich eine Nachricht auf dem Handy erreichte. Es handelte sich um eine Coaching-Anfrage. Julia, 26 Jahre jung, wurde durch eine Empfehlung auf mich aufmerksam. Damit ich weiß worum es bei unserem Treffen genau gehen soll und ob ich überhaupt der Richtige für ihr Anliegen bin, telefonierten wir ein paar Minuten. Julia wusste ganz genau worüber sie reden möchte und brachte es direkt auf den Punkt: „Ich will mir weniger Gedanken über das was andere über mich denken machen“. Ich entgegnete schon am Handy mit: „Warum?“ und Julia gab mir zu verstehen, dass sie ganz genau um die Einschränkung ihrer Lebensqualität wusste. Ihr hängt das ewige Gedankenkarussell schon zum Hals raus. Sie hat sich mit dieser Problematik auseinandergesetzt und war auch schon bei einer Coachin deswegen. Laut ihren Angaben, war diese aber nicht entschlossen genug Julia wirklich zu helfen, weil sie auf ihr Aussehen neidisch war. Außerdem erweckte sie den Eindruck, dass sie im Alltag mit genau demselben Thema zu kämpfen habe und daher nicht in der Lage war, auf neue Blickwinkel hinzuweisen. Im Freundeskreis möchte sie das Thema aus Scham nicht ansprechen, in der Familie wird sie mit leeren Worthülsen abgewürgt und darum fischte sie im Internet nach brauchbaren Informationen. Etwas Hilfreiches war bisher aber nicht wirklich dabei. Wir tauschten ein paar Sätze aus, vereinbarten die Rahmenbedingungen und machten uns einen Treffpunkt aus. Drei Wochen später begegneten wir uns in einem kleinen Café, in der Nähe des Stadtparks. Mit meinem Kräuter-Tee saß ich bereits im Gastgarten an einem Tisch und Julia kam um 17:03 Uhr an. Von weitem nahm ich sie bereits wahr. Sie hatte grüngefärbte Haare, trug ein schwarzes, ärmelloses T-Shirt mit Kapuze und stach eindeutig aus der Menge heraus. Ihre Hände verstaute sie in den Taschen auf Bauchhöhe und ihr Gang war eher zackig. Vermutlich wegen des Zeitdrucks. Ich winkte ihr aus der Ferne zu, um meine Anwesenheit zu signalisieren. Auf den letzten Metern erkannte ich, dass sie ein paar Piercings im Gesicht hatte. Beide Arme waren bis zum Hals mit verschiedenen Tattoos verziert und bei der Begrüßung entschuldigte sich Julia für die kleine Verspätung. Wir nahmen Platz und starteten ein freundliches Gespräch. Nach kurzem Annähern bat ich Julia in ihren eigenen Worten zu erläutern was sie meint, wenn sie sagt ihre

Lebensqualität sei vehement eingeschränkt. Das Beantworten dieser Frage fiel ihr leicht. Sie macht sich generell zu viele Gedanken über das, was andere über sie denken könnten und beschrieb das Gefühl, welches sie dabei hat, wie hinderlichen Gegenwind beim Radfahren. Sie erlangt so gut wie nie ihr eigentliches Tempo und kommt im Leben dementsprechend langsam voran. Beruflich hätte sie ein paar Ideen und Träume, die sie gerne anstreben und verwirklichen würde und im Privatleben würde sie einfach nur gerne mehr sie selbst sein können. Zuhause, in ihrer bescheidenen 2-Zimmer Wohnung wird sie liebevoll von ihren zwei Hunden abgelenkt. Kaum ist sie aber unter Menschen, ergreift sie ein beklemmendes Gefühl, das ihr nicht erlaubt sie selbst zu sein. Julia wurde herber: „Ich weiß, dass ich mir nicht solch beschissene Gedanken machen sollte. Es fuckt mich ab“. Sie fügte hinzu, dass es aber nicht einfach so funktioniert, wenn man überall wo man hingeht im Mittelpunkt steht. „Wie meinst du das?“ warf ich an dieser Stelle ein. „Naja ich kann nirgendwo hingehen ohne, dass mich alle Leute anschauen und sich alles Mögliche über mich denken.“ Ab hier wurde es interessant. Genau an diesem Punkt war sie, die bremsende Überzeugung die sich in Julias Kopf festgekrallt hatte. Dass „alle Leute“ alles Mögliche über sie denken hat sie mir so erzählt, als ob es wahr wäre. Sie schien nicht zu zweifeln und ratschte ihre Schilderung in einer erstaunlichen Selbstverständlichkeit runter. Ich widmete ihr meine volle Aufmerksamkeit, ließ sie reden und achtete zeitgleich auf ihre Körpersprache. Julia kommunizierte stark mit ihren Augenbrauen. Sie zog sie jedes Mal hoch, wenn sie gerade einen Punkt erläuterte, der ihr speziell zu schaffen macht. Außerdem hielt sie ziemlich konstanten Augenkontakt, war leicht nach vorne gebeugt, mit beiden Ellenbogen auf ihren Oberschenkeln abgestützt und in ihrem Redeschwall kaum zu stoppen. Sie war sichtlich aufgebracht. Um ihren Hals trug sie eine Kette mit einem silbernen Blume-des-Lebens-Anhänger und auf ihrer Handtasche war ein Aufnäher mit dem Slogan „Anti Alles“ angebracht. Ich erfuhr, dass Julia ab und zu meditierte, um gedanklich freier zu werden und dass sie ihre beiden Hunde über alles auf der Welt liebte. Letzteres erwähnte sie zwischendurch immer wieder. Ihrer Meinung nach wäre das Leben so viel schöner, wenn sie es schaffen würde, sich nicht so viele Gedanken darüber zu machen, was andere über sie denken.

Der Monolog endete nach zirka vier Minuten. Ich bedankte mich für die Einführung und fragte banal: „Ok, du hast am Anfang gemeint, dass Leute alles Mögliche über dich denken. Woher weißt du das“?
Julia seufzte: „Ich merk doch wie die mich immer anstarren. Die durchlöchern mich mit ihren Blicken“. Ich fuhr fort: „Ok, du weißt also, dass die Leute dich anschauen aber woher weißt du was sie denken“? Mit dieser Frage schien sie kein Problem zu haben, denn sie versuchte diese einfach mit „Ich weiß das einfach, es ist so auffällig“ abzuschütteln. Mit skeptischem Blick,

kurzem Schweigen und nach oben geöffneten Handflächen machte ich meine Skepsis deutlich. Julia war leicht angespannt und von meiner Reaktion sichtlich verunsichert. Sie kratzte sich am Hinterkopf, lehnte sich leicht zurück und befürchtete, dass ich nachhake. Ihr zuliebe machte ich das auch. Immerhin kam Julia nicht zu mir, um sich in ihrer künstlichen Angstwelt bestätigen zu lassen. Im ersten Telefonat klang sie mutig und entschlossen genug, um die Sache endlich in den Griff zu bekommen. Ich nahm ihren Wunsch ernst und ließ nicht locker: „Nur damit ich weiß wovon du sprichst, was genau denken diese Leute über dich"? Julias Antwort kam wie aus der Pistole geschossen. Angeblich machen sich Leute abfällige Gedanken über ihre Tattoos. Sie wird außerdem für ihren Kleidungsstil verurteilt, weil der nicht weiblich genug sei. Was sie aber am meisten stört ist, dass die Leute glauben, sie seien etwas Besseres. Nach wie vor schilderte sie ihre Überzeugung, ohne jeglichen Beweis dafür. Jetzt mal ehrlich, mit Sicherheit macht sich der ein oder andere Gedanken über Julias Erscheinung aber das ist grundsätzlich nicht zu verteufeln und lässt sich auch nicht vermeiden. Wir haben nun mal Augen. Was wir uns ansehen, erfassen wir auch gedanklich aber nicht alles davon beschäftigt uns nachhaltig. Wenn ich einen Kerl mit ungewöhnlichem Hut sehe, schmunzle ich vielleicht kurz. Allerhöchstens denke ich mir, dass ich selbst keine Hüte mag. Das war es dann aber auch schon. Mein Leben wird in keiner Weise danach ausgerichtet, weil ich mir keine weiteren Gedanken darüber mache. Wer weiß wie viele Kerle mit seltsamen Hüten schon unbemerkt an mir vorbei spazierten, weil ich sie schlicht nicht registriert habe? Richtig, niemand weiß das und das ist auch gut begründet: Die Hüte dieser Kerle interessieren mich nicht. Klar ist, dass Julia nicht Gedanken lesen kann und somit weiß sie nicht, ob und schon gar nicht was über sie gedacht wird. Sie kann es nur vermuten und bei ihrer negativen Grundeinstellung zieht sie es nicht in Erwägung, dass Leute auch schöne Gedanken über sie hegen könnten. Immerhin gehört schon ein Stück Mut dazu, um sich allein optisch von der Menge abzuheben. Das traut sich auch nicht jeder. Der eine denkt sich beim Anblick also vielleicht, dass er selbst gerne gefärbte Haare hätte. Er bewundert Julia für ihren Mut hat sich aber beruflich so ausgerichtet, dass das in seinem Fall leider nicht in Frage kommt. Eine andere beneidet Julia vielleicht gerade für ihren ungewöhnlichen Kleidungsstil, weil sie selbst eher nur gewöhnlich und unsicher statt mutig ist. Dabei kann es gut sein, dass sowohl die mit den „schönen“ Gedanken als auch die mit den „negativen“ Gedanken den gleichen Gesichtsausdruck dabei haben. Die Mimik verrät uns nicht zwingend was gedacht wird. Klar, durch gezieltes Beobachten und Training kann man durch die Körpersprache von Menschen mehr erfahren als sie Preis geben möchten. Viel eher ist es aber so, dass wir mit der Interpretation von fremdem Verhalten unbewusst versuchen unser Selbstbild zu bestätigen. Wir stellen eine These in Form eines Spiegels auf und das uns darbietende Bild ist dem eigenen Selbstwert entsprechend.

Mit anderen Worten:

„Im Glauben zu wissen was andere über uns denken, erfahren wir eher was und wie wir selbst über uns denken".

All das zog an Julia vorbei. Sie hörte zwar aufmerksam zu und verstand worauf ich hinaus wollte, aber sie konnte nicht wirklich viel damit anfangen. Ich hatte trotzdem den Eindruck, dass Julia einer Meinung mit mir war. Sie konnte mir folgen und verstand meine Botschaft theoretisch, konnte sie aber nicht annehmen und praktisch integrieren. Sie wollte zwar über ihr Gedankenchaos sprechen aber um ihr das zu nehmen bräuchte es mehr als ein paar weise Sprüche aus der Gurukiste. Das wurde mir klar nachdem ich auf unterschiedlichste Weise versuchte zu ihr durchzudringen. Mit größter Mühe versuchte ich sie von allen Seiten zu erreichen. Mein Ziel war es Julia zu helfen. Sie sollte einen Nutzen aus unserem Treffen ziehen und daher beschloss ich meine Taktik radikal zu ändern. Neuer Schwung musste her und so verließ ich die Szene. Ich stand auf und ging kurz aufs WC, um mir das Gesicht zu waschen. Währenddessen überlegte ich mir meine nächsten Fragen, um Julia aus der Reserve zu locken. Die Weisheiten kannte sie bereits. Alles leeres Geschwafel ohne Anhaltspunkt und dass es ihr theoretisch egal sein müsste, was andere über sie denken, wusste sie auch schon vor unserem Gespräch. Wie wir alle trug sie die nötigen Antworten bereits in sich.

Menschen müssen da abgeholt werden wo sie stehen also bräuchte es nur jemanden der ihr den Weg nach innen in ihrer eigenen Sprache kommuniziert. In den ersten 35 Minuten sprach ich gegen eine Wand. Julia war engstirnig, schien genervt und leicht frustriert. Ihr Verhalten war zusammengefasst: „Ich weiß nicht wie aber bitte überzeuge mich endlich davon, dass es egal ist was andere über mich denken“! Ich kam zurück, setzte mich und begann mit meiner neuen Taktik. Ab hier war es mein Bestreben Julia aufzulockern indem ich mich erstens verstärkt ihrer kecken Redensart anpasse und zweitens viel direkter und frecher nachfrage. Um den Wandel plausibel erscheinen zu lassen, war ein Wachmacher vonnöten. Den fand ich in meiner Tasse. Beim Griff danach stieß ich sie seitlich um. Ich sprang auf und fluchte: „Fuck, was für eine Scheiße“! Beim Schritt zur Seite stolperte ich absichtlich und somit zog ich kurz die Blicke der Gäste auf mich. Julia bekam große Augen und wusste nicht so recht mit der Situation umzugehen. Sie war peinlich berührt und der Tisch nass. Hinter Julia saß ein Mann: „Hier, Taschentücher“. Ich nahm dankend an, wischte den Tisch trocken bevor ich mich gereizt zurück in den Sessel fallen ließ. „Pffff, sorry für diese Scheiß-Aktion“ sagte ich zu Julia. Ihr Verständnis teilte sie mir mit einem breiten Grinsen und leicht zur linken Seite geneigtem Kopf mit. „Die Tollpatschigkeit haben wir schon mal gemeinsam“, schob sie nach und die Möglichkeit zu ihr durchzudringen, bot sich an. Ich fragte sie direkt was sie während meines Malheurs von mir gedacht hat. Sie strich sich durchs Haar und lachte: „Ehrlich gesagt nicht viel. Nur um das Getränk ist es halt schade“. Bei dieser Gelegenheit bestellte ich mir wieder einen Tee und erklärte ihr, dass das genau der Punkt ist: „Ich hätte mir etliche Gedanken über das, was du und alle anderen hier von mir denken, machen können. Du bestätigst mir aber gerade, dass du dir nicht viel gedacht hast“. Julia wusste sofort auf welche Fahrbahn ich sie mit dieser Argumentation bringen möchte. Wieder hakte ich ihr zuliebe nach: „Wie sinnvoll wären meine Bedenken in dieser Szene auf einer Skala von 1 bis 1000 gewesen“? Julia antwortete wortlos. Sie schmunzelte nur. Dank der Anpassung an ihre raue Sprache gelang es mir zu ihr durchzudringen. Damit sie mir weiterhin mit dem Herzen zuhört, ging ich in die Offensive: „Ich sag dir etwas. Der Grund weshalb du dir nicht viele Gedanken über mich gemacht hast ist folgender: Ich bin dir scheißegal. Vielleicht nicht als Mensch aber mein Haarschnitt, meine Hose, mein bla bla bla. Du weißt ganz genau was ich meine. Es tangiert dich nicht und das ist vollkommen ok“. Julia hielt ihren Zeigefinger vertikal über ihren geschlossenen Mund. Ihr rebellischer Verstand schien sich eine Auszeit zu gönnen. Es bräuchte nur noch ein überzeugendes Argument. Am besten in Form einer Frage welche Julia auch nachhaltig beschäftigt und im besten Fall munter hält. Sie bestellte sich ein Glas Wasser und ich forderte sie auf mir in die Augen zu schauen: „Schau keine einzige Sekunde weg und beschreibe mir bitte den Mann, der hinter dir sitzt und sein Bier trinkt“. Julia war sichtlich überrascht und nicht im Stande detailliert zu antworten. „Ich glaube er hat dunkelblonde Haare und einen Bart“ vermutete sie. Nach meinem „Ok und was hat er an?“ begann Julia zu lachen. Sie fand Gefallen an diesem Spiel und gab an, dass sie sich nicht im Geringsten an die Kleidung des Mannes erinnern kann. Auch hier wusste sie sofort was das Ziel dieser Methode sein soll. Ich verriet ihr, dass der Mann zwar einen Bart hat, aber keine dunkelblonden Haare. Die Haarfarbe war grau und Bier trank er auch keines. Julia drehte sich um und überzeugte sich von ihrer Fehleinschätzung. Ich ließ den Moment kurz sacken, griff nach meiner Teetasse und wollte wissen, was Julia vom Unterarm-Tattoo der Kellnerin hält. Wahrscheinlich ahnen Sie es bereits und Sie liegen genau richtig. Julia konnte keine Meinung abgeben. Sie hatte das Tattoo nicht bewusst registriert, weil es sie schlichtweg nicht interessiert. Ich wusste selbst nicht mehr genau um welches Motiv es sich handelte, tat aber so als ob. Als die Kellnerin das bestellte Wasserglas brachte sahen wir, dass es eine liegende Acht war. „Du weißt genau wieso du dich weder an die grauen Haare des Mannes hinter dir noch an das Unterarm-Tattoo der Kellnerin erinnerst“, sagte ich. Julia zog ihre Lippen auf einer Seite hoch, schloss das Auge darüber zu und murmelte fragend: „Weil mir beide scheißegal sind“? An dieser Stelle spürte ich, wie die Erkenntnis in ihrem Geist Platz nahm. Die momentane Erweiterung ihres Horizontes war fühlbar. Zu sehen wie sie mit jedem Atemzug gelassener wird machte mich glücklich. Nun begann ich zu lachen. Ein letztes Mal hakte ich nach: „Ganz genau, sie sind dir genauso scheißegal wie du es ihnen bist. Wenn du mir das Gegenteil beweisen willst dann nutze deine zweite Chance und erzähl mir doch bitte jetzt, nachdem du ihn sogar bewusst angeschaut hast, welche Kleidung der Mann hinter dir trägt“. Julia hielt sich beide Handflächen übers Gesicht und scherzte: „Gibt es einen Telefon-Joker“? Ich spielte den Ball noch einmal zurück: „Du hast doch gar nicht seine Nummer“. Julia verstand die Message voll und ganz. Natürlich konnte sie mir nicht sagen, dass der Mann hinter ihr ein blaues T-Shirt mit weißem Aufdruck trug. Im anfänglichen Monolog wiederholte sie ein paar Mal, dass sie bescheiden ist und lebt. Das nutzte ich, um sie zusätzlich zu triggern. Ich provozierte sie: „Was glaubst du bitte wer du bist“? Julia war sichtlich verwirrt und ich hängte an, dass es eventuell von Vorteil sein könnte, wenn sie etwas bescheidener wäre und nicht automatisch davon ausgehen würde, dass sie etwas Besseres sei. „Wie ein Superstar zu erwarten, dass sich alle Leute Gedanken über dich und deine grüngefärbten Haare machen ist doch aus der Luft gegriffen und ziemlich überheblich“, fügte ich hartnäckig an. Sie war intelligent genug, um die wohlwollende Botschaft dahinter zu erkennen. Diese nahm sie auch dankend an. Ich erklärte ihr, dass sie zwar auffällt und ich sie auch nur deswegen schon aus der Ferne begrüßen konnte, ich aber trotz allem Tag für Tag Menschen mit gefärbten Haaren und Tattoos sehe. Julia hatte die üblichen Motive über ihre Arme verteilt. Japanische

Fische, Rosen, Totenköpfe, Spielkarten, das Om-Zeichen, eine Musiknote und dazwischen immer wieder Schriftzüge. Auch ich kann es nicht wissen aber ich gehe stark davon aus, dass sich so gut wie niemand riesige Gedanken über ihre Tattoos macht. Zumindest nicht in einer Großstadt wie Wien in der das heutzutage zum ganz normalen Stadtbild gehört. Weitere 30 Minuten machte ich sie auf ihren Selbstwert aufmerksam. Nach der Anwendung frecher Taktiken schaltete ich drei Gänge zurück. Ich gab ihr zu verstehen, dass sie nicht mehr, aber auch nicht weniger wert ist als der Mann hinter ihr oder die Kellnerin. Sie ist grundsätzlich genug und das kann ihr sowieso niemand nehmen. Julia wusste die ganze Zeit über, dass sie mit ihrem auffälligen Aussehen ganz bewusst Blicke auf sich zieht. Die Blicke an sich sind noch nicht das Problem. Das sind sie nie. Erst die Fehlinterpretation derer, pflanzen den Samen für ein künstliches Drama-Spektakel. Sie kann sich dafür aber auch klar dagegen beziehungsweise für etwas anderes entscheiden. Es steht ihr zu jedem Zeitpunkt frei einen anderen Blickwinkel zu wählen. Julia war und ist eine sehr starke Frau die in Wahrheit nur einen kleinen Schritt in Richtung Selbstwert machen musste. Ein minimaler Schubser war nötig. Den Rest erledigte sie, wie wir alle, in Wirklichkeit sowieso von allein. Das Gespräch war sehr angenehm und dauerte viel länger als geplant. Wir verließen das Café und spazierten zusammen durch den Stadtpark. Im Laufe des Abends tauschten wir uns über alle möglichen und unmöglichen Dinge aus. Es war ein ganz besonderes Treffen, an das ich mich gerne zurückerinnere. Ich habe sehr viel gelernt und bin froh darüber Julia kennengelernt zu haben. Um 20:08 Uhr standen wir auf der Brücke zur Landstraße, um uns zu verabschieden. Nach einer herzlichen Umarmung sagte Julia im sarkastischen Ton: „Hoffentlich sieht mich bei der Heimfahrt nicht jeder wegen meiner Tattoos an“. Ich antwortete mit eiserner Miene: „Ist mir scheißegal“. Den Blick konnte ich aber nicht lange aufrechterhalten und somit lachten wir abschließend herzhaft bevor wir uns beide auf den Heimweg begaben.

KAPITEL ACHT

Dem Leben vertrauen und den Schmerz akzeptieren!

Wer sich andauernd Gedanken darüber macht, was andere über einen denken, hofft, sich durch die Erfüllung von fremden Erwartungen jeglichen Schmerz zu ersparen.

„Solange ich mich so verhalte wie es von mir verlangt wird, entkomme ich dem schmerzlichen Gefühl der Ablehnung“.

Ein Trugschluss, denn sein eigenes Leben nicht zu leben, es abzulehnen schmerzt Ihrer Seele am meisten. Der Schmerz den Sie erfahren, wenn Sie aufhören zu funktionieren ist verglichen mit dem Schmerz den Sie Ihrer Seele andauernd antun ein Klacks. Es ist nämlich der ganz normale Schmerz der zum Leben dazu gehört. Nicht mehr und nicht weniger. Auf und Abs, leidvolle

Phasen, tiefe Trauer, erschütternde Misserfolge, unschöne Erfahrungen, all das gehört zum Leben dazu und das sollten Sie rasch akzeptieren. Sich davor zu verstecken bedeutet sich vor dem echten Leben zu verstecken. Jemand der sich vor dem Leben an sich drückt, wird sich bis ans Ende seiner Tage Gedanken über das, was andere über ihn denken, machen. Jemand der hingegen bereit ist das Leben mit all seinen Ecken und Kanten anzunehmen ist frei und nicht mehr in der Lage sich zu viele quälende Gedanken zu machen. Im Ernst, wer verstanden hat, dass das Leben das grandioseste Geschenk überhaupt ist und es mit all seinen Sinnen auskosten möchte ist nicht mehr fähig beklemmende Gedanken zu erschaffen. Dies ist dann nicht mehr nötig und es gibt keinen Grund mehr sich selbst zu schaden. Dafür bleibt schlichtweg keine Zeit, denn man ist damit beschäftigt das echte Leben zu leben. Die Angst vor dem, was andere über einen denken, schwindet sobald man sich dem Leben mit all seinen Facetten zuwendet. Davor hinkt man halt dahin und nimmt die volle Schönheit des Lebens aufgrund der eigenen Begrenztheit nicht wahr. Klingt hart, ich weiß. Sie müssen aber Ihre Lebenszeit in Betracht ziehen, wenn Ihnen das zu harsch scheint. Ihre Lebensuhr tickt und tickt und tickt und tickt …….

Jemand der sich zu viele Gedanken über das, was andere vielleicht über ihn denken könnten, macht, hat nicht verstanden welches Geschenk er jede einzelne Sekunde ablehnt. Ihr Leben fragt Sie jede Sekunde, ob Sie es jetzt leben wollen und Sie antworten: „Nein danke, interessiert mich nicht. Ich muss jetzt mal darüber nachdenken, was andere vielleicht über mich denken könnten“. Sie lehnen das Geschenk ab und das machen Sie im Glauben sich dadurch Schmerz fernzuhalten. Dabei leben Sie nicht schmerzfrei, wenn Sie gut darin sind Anforderungen zu erfüllen. Sie betäuben den Schmerz auch nicht, indem Sie perfekt in eine der vielen vorgefertigten Schubladen passen. Nein, Sie erzeugen ihn. Wie erwähnt gehört Schmerz zum Leben dazu. Er kommt sowieso mit der ein oder anderen Lebenserfahrung auf Sie zu aber Sie legen noch einen drauf und erzeugen zusätzlichen Schmerz.

Im Versuch Schmerz zu umgehen erschaffen Sie nur noch mehr davon. Sich vom Leben abzuwenden ist immer kontraproduktiv. Versuchen Sie nicht wegzulaufen, denn Sie kommen nicht drumherum. Sie können sprinten aber die Wahrheit nicht überholen. Sie ist hinter, vor, neben, über, unter und in Ihnen. Die Wahrheit ist, dass Schmerz zum Leben dazu gehört und Sie dem Leben vertrauen können. Die panische Angst vor dem Schmerz abzulegen bedeutet auch im Kopf frei zu sein. Kaum etwas gleicht dem Freiheitsgefühl, das wir durch das Vertrauen ins Leben gewinnen. Tiefes Vertrauen ist der Schlüssel, der die Tür zum friedvollen Leben öffnet. Wer bereits einen realen Einblick in die allgegenwärtige Liebe erhaschen konnte hat verstanden, dass er dem Leben vertrauen kann und wer dem Leben vertraut macht sich keine lebensfeindlichen Gedanken. Genau dazu möchte ich Sie ermutigen. Haben Sie Vertrauen ins Leben! Es tut Ihnen nichts, es sei denn Sie wehren sich vehement dagegen. Genau das machen Sie, wenn Sie sich zu viele Gedanken über das machen, was andere vielleicht über Sie denken könnten. Lernen Sie, dass es ok ist abgelehnt zu werden. Mittlerweile wissen Sie ja, dass Sie nicht als Mensch abgelehnt werden. Lediglich das von Ihnen erzeugte Bild wird abgelehnt, wenn es nicht mit der Vorstellung oder der aktuellen Lebensphase Ihres Gegenübers einhergeht. Komplett wird der Schmerz vielleicht nie verschwinden aber wenn Sie Ablehnung akzeptieren und darauf vertrauen, dass Schmerz zum Leben dazu gehört, fühlen Sie sich deutlich leichter. Das Leben ist Liebe und Sie können sich in jedem Moment für sie entscheiden. Nur, wenn Sie sich mit giftigen Gedanken, verschränkten Armen und zusammen gepressten Lippen gegen das Leben wehren, schmerzt es mehr als nötig.

Hierbei denke ich manchmal an zwei schwierige Monate meines Lebens, in denen ich meine Ärztin wöchentlich besuchte, um mir eine wichtige Spritze verabreichen zu lassen. Dabei handelte es sich um eine intramuskuläre Injektion und diese war ziemlich schmerzhaft. Erst in der dritten Woche gelang es mir den Rat meiner Ärztin zu befolgen. Sie meinte immer, dass es nur so sehr schmerzt, weil ich den Muskel ununterbrochen anspanne. Ich müsse ihn doch eigentlich nur lockerlassen, damit die Injektion deutlich unspektakulärer verlaufen kann. Das war leicht gesagt, für mich aber in den ersten zwei Wochen nicht machbar. In der dritten Woche jedoch blieb mein Muskel locker. Ich habe mich überwunden und aufgehört mich zu wehren! Vor der dritten Injektion habe ich mich im Wartezimmer der Ordination schon ganz bewusst auf die Zukunft fokussiert und mir mit voller Freude bildlich vorgestellt wie ich nach all dem Trubel wieder voller Elan durch die Straßen spaziere. Ich habe mir das Ziel vor Augen gehalten und mich so sehr darauf fixiert, dass ich die angestrebte Agilität und die Vitalität in jeder Faser meines Körpers spürte. Das ließ meine Mundwinkel automatisch nach oben wandern und ich freute mich sogar schon auf die Spritze. Ich zählte fortan nicht mehr die Minuten bis zum Aufruf meines Namens, sondern plante freudig meinen Tagesablauf, dem ich nach dem Arztbesuch nachging. Ich tauschte die Nervosität gegen Zuversicht und Vertrauen. Ein guter Deal. Von da an war jeder Arztbesuch völlig ok für mich. Ich habe aufgehört mich stur zu wehren und fand es mittlerweile schon witzig diese unangenehme Erfahrung zu machen. Das klingt möglicherweise seltsam aber darüber hinaus war ich wirklich dankbar diese unbequeme Erfahrung zu machen. Unbequem trifft es auf den Punkt. Das war es nämlich weiterhin! Die Injektion fühlte sich zweifelsohne nicht angenehm an. Verstehen Sie mich bitte richtig, eine Wohlfühl-Massage war es nicht. Die Injektion war unangenehm und schmerzte natürlich aber das war ab diesem Zeitpunkt ok für mich. Ich habe den Schmerz akzeptiert, er gehörte dazu und da ich mich nicht mehr dagegen wehrte war das Ganze in Relation zu den ersten zwei Injektionen ein Unterschied wie Tag und Nacht. Verstehen Sie worauf ich hinaus möchte? Schmerz gehört zum Leben dazu. Es gibt keinen einzigen Menschen auf dieser Erde der ein Leben ohne Schmerz führt. Einzig und allein der Umgang mit Schmerz ist ausschlaggebend. Wenn Sie Schmerz als Teil des Lebens verstehen und akzeptieren, dann wird er Sie niemals komplett aus der Bahn werfen. Dazu ist er erst in der Lage, wenn Sie versuchen ihn zu unterdrücken oder gegen ihn ankämpfen. Die Vorstellung von einem Leben ohne jeglichen Schmerz ist nicht umsetzbar. Sowohl körperlicher als auch seelischer Schmerz gehören dazu. Wenn Sie es schaffen das zu verinnerlichen haben Sie keine panische Angst mehr davor, Ihr künstliches Image zu verlieren. Im Gegenteil, es wird zu Ihrem Ziel und Sie sind bereit das Leben mit offenen Armen so anzunehmen wie es kommt. Sie werden das Leben viel eher als spielerische Herausforderung wahrnehmen und meistern. Von ungesunder Naivität ist hier klarerweise nicht die Rede. Sich in eine defensive, leblose Haltung zu begeben, aufzuhören aktiv zu handeln und zu entscheiden, weil die Hoffnung besteht, dass der Kosmos das schon irgendwie, irgendwann übernimmt kann sehr gefährlich sein. Gemeint ist bloß, dass Sie lockerlassen sollen. Es ist hier und jetzt angebracht, Ihren zugemauerten Gedankenkrampf zu entspannen und jedem Tag neugierig, zuversichtlich, gelassen und dennoch tatkräftig zu begegnen anstatt trotzköpfig zu kämpfen! Das ist ganz klar möglich!

Wenn Sie sich gegen den normalen Schmerz des Lebens wehren kämpfen Sie einen Kampf, den es nicht gibt. Sie glauben zwar einen Kampf zu bestreiten, weil es sich für Sie so anfühlt. Es gibt diesen Kampf jedoch nicht wirklich. Das bedeutet: Einen Kampf, den es nicht gibt, können Sie niemals gewinnen. Egal wie sehr Sie es versuchen. Unser menschliches Dasein ist viel zu kurz, um Angst vor dem Leben zu haben. Wenn Sie einmal vom wahren Leben gekostet haben, wissen Sie das. Wenn Sie sich schädigende Gedanken über das machen, was andere über Sie denken, wird ihre Lebensweise von Angst dominiert. Damit muss Schluss sein. Jetzt ist es an der Zeit das Ruder in die Hand zu nehmen. Machen Sie es für sich und seien Sie gleichzeitig ein Vorreiter für all jene, die den nötigen Schritt nicht wagen. Was andere über Sie denken, darf Sie nicht mehr lenken. Im tiefsten Inneren würde jeder gerne selbstbestimmter leben. Wir haben uns auf einen lähmenden Alltag geeinigt und uns so sehr an den lärmenden Stress im Außen gewöhnt, dass wir unsere innere Stimme kaum noch wahrnehmen. Mit einer gewissen Bewusstheit und dem daraus entstehenden scharfen Blick auf das Wesentliche, sieht man die inneren Stimmen der Leute stumm schreien. Viele haben vergessen, dass sie eine innere Stimme haben, andere unterdrücken sie routiniert oder interpretieren die Botschaften willkürlich. Im Inneren spielt sich die nackte Wahrheit ab. Im Inneren herrscht schonungslose Klarheit. In der Tiefe zeichnet sich ein präzises Bild ab. Sobald Sie verstanden und akzeptiert haben was zum Leben dazu gehört wird das Bild für Sie sichtbar und wenn das Bild für Sie sichtbar ist, haben Sie Zugriff auf Ihr volles Potential. Ihnen wird bewusst, dass Sie bis zu diesem Zeitpunkt nicht wirklich gelebt haben, sondern von Ihrer ungesunden Angst vor dem, was andere über Sie denken könnten, komplett blockiert und gelähmt waren. In einem alten Gedicht von mir schrieb ich mal:

„Sie fürchten sich vor dem Tag, an dem alles vorbei sein wird, sie sind farbenblind. Sie wurden geboren im Sarg, denn sie haben vergessen wozu sie in der Lage sind."

Wir sind zu viel mehr im Stande als wir wissen. Wir können so viel mehr als uns von klein auf erzählt wird! Die allermeisten haben nicht den Hauch einer Ahnung von ihrem unermesslichen Potential. Jeder der nur einen winzigen Einblick in sein eigenes Meer voller Möglichkeiten hat, verliert unmittelbar die geistdämpfende Angst vor dem normalen Schmerz des Lebens. Sich gegen diesen Schmerz zu wehren kommt einem urplötzlich lächerlich vor. Wenn Sie den Blick nach innen gerichtet und den Schmerz als Teil des Lebens erkannt und akzeptiert haben, sind Sie in gewisser Weise erwacht. Sie sind erwacht und erWACHsen, weil Sie mit dieser Erkenntnis eines offenkundig gemacht haben: Sie haben damit die naive Kinderwelt verlassen. Ab hier fängt das wahre Leben an. Alles was Sie von nun an erleben, verstehen Sie als wertvolle Erfahrung. Schmerzhafte Phasen erkennen Sie als wertvolle

Aufgaben. In unangenehmen Situationen handeln Sie wach und entscheiden welche der vielen Abzweigungen Sie wählen. Davor waren die unzähligen Weggabelungen aufgrund von mangelndem Vertrauen ins Leben nicht real für Sie. Sie konnten sie nicht wahrnehmen, weil Sie mit der Erfüllung vermeintlicher Anforderungen beschäftigt waren. Ihr Fokus lag Abseits vom Leben. Ihre Aufmerksamkeit war der Angst gewidmet. Nach dem endgültigen Verlassen der Kinderwelt ist Ihnen das klar. Erst ab hier sehen Sie die reichlich vielen Möglichkeiten Ihres inneren Meeres, weil Sie endlich den Mut haben einzutauchen. Ihr inneres Meer ist voller Schätze die es zu entdecken gibt. Darin badet auch jede einzelne Träne, die Sie im Laufe Ihres Lebens vergossen haben und noch vergießen werden. Als erWACHsener Mensch, der es verstanden hat, dem Leben grundsätzlich zu vertrauen, haben Sie nicht mehr das Bedürfnis Tränen mühevoll zu unterdrücken. Glasige Augen gehen oft mit Schmerz einher und das ist vollkommen legitim. In Ihrem inneren Meer sind solche Tränen nicht nur erlaubt, sondern sogar willkommen, weil sie echt und Sie sich selbst treu sind. Sie sind daran den Wert der Lebenserfahrung schätzen zu lernen. Ihr neues Bewusstsein lässt Schmerz bis zu Ihrer individuellen Obergrenze zu, um zu erfahren und wendet sich genau da ab, wo es beginnt ungesund und destruktiv zu werden. Für die gesunde Annahme von Schmerz entwickeln Sie Schritt für Schritt ein intuitives Gespür. Wissen Sie, meine Intention besteht darin Sie an das Geschenk zu erinnern das Sie bekommen haben. Sie haben Ihr Leben nicht einfach so bekommen, um es zu verschwenden. Mir ist es eine Herzensangelegenheit, Ihnen den Wert Ihrer Lebenszeit zu veranschaulichen, damit Sie ein Leben voller Glück, Freude und Zufriedenheit leben! Sie haben das Recht darauf. Ihr Leben will von Ihnen gelebt werden und zwar jetzt. Es wurde Ihnen geschenkt, damit Sie Ihre wahre Größe entfalten! Machen Sie nicht den Fehler zu glauben Sie hätten genug Zeit. Verschieben Sie das Leben nicht auf später, sondern leben Sie es jetzt in vollen Zügen! Sich zu viele Gedanken über die Gedanken anderer zu machen hält Sie ganz sicher davon ab. Lassen Sie sich davon nicht ablenken. Dieser Irrsinn darf Ihren Alltag nicht mehr kontrollieren. Ich wünsche mir so sehr, dass Sie das innere Meer voller Möglichkeiten endlich sehen, darauf mit offenen Armen zulaufen und mit breitem Grinsen und Freudenschrei hineinspringen. Gäbe es einen Schalter hoch oben auf der Spitze des höchsten Berges dieser Erde, der nach Betätigung dafür sorgt, dass jeder Mensch schlagartig einen großen Schritt weg von der Angst darüber, was andere über ihn denken, hin zur heilenden Liebe macht, würde ich meine ganze Kraft sammeln und sofort anfangen zu klettern. Klingt das übertrieben für Sie? Wenn ja, haben Sie genau das richtige Buch in der Hand. Denn je näher Sie dem wahren Leben kommen, desto weniger klingt das für Sie übertrieben. Wer Schmerz in Kauf nimmt, eine freudige Risikobereitschaft an den Tag legt und ja zum Leben sagt wird von so einem erfüllenden Glücksgefühl bewohnt, dass er dieses unbedingt teilen und weiterreichen möchte. Das ist eine typische Begleiterscheinung die weltweit sehr viele Menschen dazu antreibt an das Gute im Leben zu glauben. Dieses Glück ist so stark spürbar, dass man nicht anders kann als es unbedingt teilen zu wollen. Menschen, welche Schmerz als ganz normalen Begleiter akzeptiert haben, können und wollen diese unendliche Freude nicht für sich allein behalten. Sie wollen sie unbedingt weitergeben und dieses Wissen am liebsten in jedem Erdteil bekannt und zugänglich machen. Sich keine hemmenden Gedanken mehr über das zu machen, was andere vielleicht über einen denken, ist als ob man eine bisher verborgene Welt entdeckt hat die man niemanden vorenthalten möchte. Eine unbezahlbare Erkenntnis die einem die Lebensfreude vom kleinen Zeh bis in den letzten Makromillimeter der Fingerspitzen treibt. Ich habe mit einigen Menschen die diesen positiven Mitteilungsdrang voll und ganz bestätigen, gesprochen. Keiner davon möchte jemals wieder zurück in das alte „Leben". Sie werden den schweren Stein, der nicht mehr auf dem Gaspedal liegt, weil Sie ihn nach langer Zeit endlich erkannt, weggehoben und entsorgt haben, keine Minute lang vermissen! Aus eigener Erfahrung sage ich Ihnen, dass die Bereitschaft, Schmerz als Teil des Lebens zu akzeptieren mich wie kaum etwas anderes bereichern konnte. Meine Seele tanzt seither und möchte auch, dass Ihre tanzt! Nehmen Sie die Aufforderung zum Tanz an! Auch wenn Sie es selbst noch gar nicht wissen: Sie können tanzen. Genau deswegen gibt es dieses Buch!

Wissen Sie, dass Ihr Leben auf Sie wartet! Hören Sie auf diese Tatsache zu leugnen. Verdrängen bringt Ihnen nichts als permanente Stressgefühle die sich in irgendeinem nervenzerrenden Pseudothema äußern. Ihr Leben ist ein Abenteuer für sich und will endlich auf mutige Weise ge- und -erlebt werden. Machen Sie sich klar, dass es sich nur durch Ihr Vertrauen und Ihre Akzeptanz unmaskiert zeigen kann. Ab dem Zeitpunkt, an dem Sie sich auf das ach so gefährliche Leben einlassen, machen sich Zuversicht und Gelassenheit breit und ermöglichen Ihnen einen ganzheitlichen Blick auf die Dinge. Der Gedanke darüber, was andere über Sie denken könnten, hat hier überhaupt keinen Platz. Es ist an der Zeit die Angst vor dem Leben abzulegen. Intuitiv wissen Sie, dass das wahre Leben auf Sie wartet. Es ist bereit und immer da. Hier, jetzt in der Gegenwart, in jedem Moment Ihrer Existenz ist es bereit Sie aufzunehmen. Alles was Sie im Gegenzug dafür machen müssen ist, dem Leben zu vertrauen. Betrachten Sie dieses Buch als Botschaft Ihrer inneren Stimme. Dieses Buch ist Ihnen vielleicht nicht zufällig zugefallen. Muten Sie sich zu, Schmerz zu akzeptieren. Erkennen Sie ihn als Teil des Lebens an und laufen Sie endlich auf das innere Meer voller Möglichkeiten zu. Im besten Fall wird es eine Erfahrung, im schlimmsten auch.

KAPITEL NEUN

Die Kunst des Alleinseins

Ich bin davon überzeugt, dass Sie sich viel weniger Gedanken darüber machen, was andere über Sie denken, wenn Sie die Kunst des glücklichen Alleinseins beherrschen. Sie werden nicht mehr versuchen, Anforderungen zu erfüllen, um nicht allein da zu stehen. Wir wollen Zugehörigkeit und Verbundenheit fühlen. Sowohl im Kindesalter als auch im späteren Leben als erwachsener Mensch wollen wir interagieren und uns austauschen. Der Kontakt zueinander ist uns wichtig. Immerhin sind wir soziale Lebewesen mit dem innigen Bedürfnis Verbindungen aufzubauen und zu pflegen. Auf geistiger Ebene sind wir vielleicht nicht einmal voneinander getrennt und um das zu spüren verbinden wir uns. Die Erfüllung von Bindung und Nähe ist ein wichtiges Grundbedürfnis. Dieses zu decken ist für eine psychische Gesundheit unerlässlich. Zusammengefasst handelt es sich immer um Liebe. Es geht nicht nur darum, geliebt zu werden, sondern darum allgegenwärtige Liebe zu erfahren, in sie einzutauchen. Diese Liebe ist sowieso da, unabhängig von Ihrer Kleidung, Ihrem Job, Ihrem Musikgeschmack oder Ihren Tattoos. Mit dieser Liebe sind wir alle unweigerlich verwurzelt. Die einen sind sich dieser Verwurzelung bewusst und leben dementsprechend frei, die anderen haben den Zugriff zu diesem Wissen verloren. Es ist tief in uns gespeichert, nur richten viele ihre Aufmerksamkeit auf Irrwege. Diejenigen die sich der allgegenwärtigen Liebe des ewigen Lebens bewusst sind, begrüßen es gelegentlich alleine zu sein. Eine Zeit lang alleine zu sein kann eine wundervolle Erfahrung sein. Die aus dem Wissen der Verwurzelung resultierende Gelassenheit lässt das zu. Dafür ist es nötig in die Selbstliebe zu kommen. Sie ist das Tor Ihrer Seele und legt Ihr Potential ungefiltert dar. Sich selbst zu lieben ist unabdingbar, denn wer nicht in der Selbstliebe ist, steht dem Alleinsein eher ängstlich gegenüber. Ihre eigene Lebensmission können Sie nur erkennen, wenn Sie sich selbst für das lieben, was Sie wirklich sind und wenn das geschieht schrumpft die Angst vor dem Alleinsein auf atomare Größe. Es kann sich vollkommen in Ordnung anfühlen, alleine zu sein. Wir haben es verlernt Zeit mit uns selbst zu verbringen und wurden auf ständige Ablenkung getrimmt. Je weiter Sie von sich entfernt sind, desto eher fühlen Sie sich leer und einsam. Dabei kann es egal sein, ob Sie sich in einer Partnerschaft oder in einem großen Freundeskreis befinden. Auch in einer

Partnerschaft ist es möglich sich einsam zu fühlen, wenn man sich selbst nicht nahe genug ist. Auch viele Kontakte zu knüpfen bedeutet nicht zwangsläufig nicht allein zu sein. Die Angst davor trägt ihre Ursache eher im fehlenden Selbstwertgefühl und das kann einem vermitteln nicht wirklich zu existieren. Feilen Sie gezielt an Ihrem Selbstbewusstsein, steigern Sie Ihr Selbstvertrauen und werfen Sie jegliche Glaubenssätze über Bord die Ihnen den Weg in die Selbstliebe erschweren. Erst dann können Sie gerne alleine sein und aus der Kraft der Ruhe schöpfen. Seien Sie sich Ihres Wertes, den Ihnen niemand nehmen kann, bewusst, dann haben Sie nämlich keine Bedenken mehr darüber, ob man Sie vergisst. Die Angst davor, was andere über einen denken könnten, korreliert mit einem geringen Selbstwert. Tatsächlich liegt die Kraft in der Ruhe. Beruhigen Sie sich und wissen Sie, dass das Bedürfnis nach Bindung und Nähe zwar ganz normal ist, es sich aber stets in gesunder Weise zu erkennen geben sollte. Zeigt es sich mit der Maske der Angst, so ist es vielleicht stille Post der Selbstliebe. Widmen Sie sich dieser Botschaft bevor sie zum Geschrei wird. Das kann sonst nicht nur unangenehm werden, sondern auch zu körperlicher Krankheit führen. Die Selbstliebe kann sich bei körperlichen Krankheiten als wohltuende Medizin erweisen. Ihren heilenden Aspekt habe ich selbst erst ziemlich spät erkannt. Im Nachhinein habe ich mich gewundert, warum mich bisher kein einziger Arzt nach meiner Zufriedenheit mit mir selbst gefragt hat. Ärzte sind eben auch nur Menschen und geben ihr Bestes auf ihre Weise. Machen Sie einen Schritt aus Ihrer Komfortzone hinaus und wagen Sie es, in Ruhe nachzudenken. Die Angst vor dem Alleinsein hat einen Grund. Es gilt den Ursprung zu verstehen, um Hand in Hand mit ihr leben zu können. Das tiefe Verständnis und der gesunde Umgang mit dieser Angst bringt Ihnen eine Gelassenheit ein, wenn es darum geht, was andere vielleicht, möglicherweise, eventuell, unter Umständen über Sie denken könnten. Unternehmen Sie Dinge ohne Begleitung. Am besten etwas das Sie sonst nicht allein machen. Gehen Sie zum Beispiel in einem Restaurant essen oder ins Kino. Besuchen Sie eine Bar oder machen Sie sich einen lustigen Abend im Kabarett. Ihnen fällt bestimmt etwas ein. Nach einer Operation, aufgrund einer Sportverletzung, war ich drei Monate auf Krücken unterwegs. Ich war stark angeschlagen und außer einer Person, die das Spazieren mit meinem Hund Casper übernahm, traf ich mich mit niemandem. Ich wollte mich auskurieren und die Heilung maximal unterstützen. Allein zu sein war mir wichtig, da ich dadurch von ungesunder Jammerei verschont wurde. In dieser Zeit war ich ausschließlich mit mir selbst konfrontiert. Keine Ablenkung, kein Fluchtweg. Davor war ich so gut wie nie allein. In den ersten Tagen war es mühsam, da ich in meiner Beweglichkeit eingeschränkt war. Ab der vierten Woche genoss ich den Umstand des Alleinseins regelrecht und schon bald hatte ich mich daran gewöhnt. Es war niemand anwesend bei dem ich die Verpflichtung verspürte Rechenschaft für mein Verhalten abzulegen. Ich erlaubte mir die hässlichste, aber komfortabelste Kleidung anzuziehen. Mich verbissen darauf zu konzentrieren, wie ich gerade spreche oder generell rüberkomme, fiel weg. Der Wecker wurde verbannt und meine Innerlichkeit besänftigt. Keiner erzählte mir angeberisch von seinem nächsten Prestige-Urlaub und auch von lästigem Smalltalk war ich verschont. Ich war ganzheitlich aus dem Schneider, wenn es sich um die Frage drehte, was andere über mich denken könnten. Mit Menschen die mir wichtig waren, telefonierte ich gelegentlich. Im Laufe der Zeit kam ich mir selbst näher. Auf meiner To-do-Liste stand nichts außer "gesund werden" also lebte ich den ganzen Tag nach meinem eigenen Rhythmus. Ein angenehmes, meiner Natur entsprechendes Tempo etablierte sich. Ich nahm mir vor dieses auch nach meiner Genesung beizubehalten. Mein Ziel war es, den Alltag meinem Tempo anzupassen und nicht mehr umgekehrt. Die gesunde Mitte strebte ich an. An die drei Monate hängte ich noch ein weiteres an. Knapp vier Wochen lang unternahm ich alles allein. Ich war wieder gesund, munter und kostete diese neue Erfahrung aus. Damals interessierte ich mich noch für Fußball. Es war im Sommer, die Weltmeisterschaft fand gerade statt und ich sah mir ein paar Spiele bei einem Public-Viewing-Event am Donaukanal neben dem Schwedenplatz an. Ich stattete der Therme einen Besuch ab und entspannte mich dort in der Sauna. Ich sprang vom Dreimeterbrett und flitzte auf einem Luftreifen durch die

Wasserrutsche. Zum ersten Mal machte ich einen ausgiebigen Waldspaziergang ohne Casper, meinem Hund. Im Gepäck hatte ich Essen das ich mir am Vortag gekocht hatte, somit machte ich mitten im Wald ein Picknick. An einem anderen Tag besichtigte ich den Stephansdom von innen und ging 343 Stufen hinauf, um die Aussicht über das wundervolle Wien zu erhaschen. Im fünften Monat begann ich mich wieder mit Leuten zu treffen. Des Öfteren wurde ich auf meine beruhigende Ausstrahlung angesprochen. Mein Lebensgefühl war insgesamt deutlich unbeschwerter. Nach meiner Auszeit war ich komplett entspannt oder, um es auf hippe Weise auszudrücken – *voll gechillt!* Auf neckische Aussagen habe ich nicht mehr so reagiert wie zuvor. Ich trat meiner ruhigen Natur entsprechend, authentisch auf und verspürte keinen Leistungsdruck. Anforderungen und vorgegebene Schablonen von außen lehnte ich simpel ab. Was andere über mich denken könnten beschäftigte mich nicht mehr primär. Nachdem ich einen Monat lang alles allein unternahm, habe ich diese Frage vergessen. Sie wurde mir durch die Kunst des Alleinseins genommen. Nie zuvor freute ich mich so sehr über ein Treffen mit Freunden. Die Begegnungen waren warmherziger, ungezwungener, ehrlicher, tiefgründiger, offener und eindeutig erfüllender. Wann waren Sie zum letzten Mal eine ganze Woche allein? Wie lange ist es her, dass Sie mal für eine längere Zeit nicht erreichbar waren? Haben Sie mal einen ganzen Tag lang nicht gesprochen? Probieren Sie es gerne aus und beobachten Sie was es mit

Ihnen macht. Scheuen Sie sich nicht davor mal einen Monat lang allein unterwegs zu sein. Wenn Sie nicht allein wohnen, können Sie trotzdem raus gehen und Dinge allein in Angriff nehmen. Falls Sie es langsamer angehen möchten, starten Sie einfach mit einer oder zwei Wochen und steigern es später. Je länger, desto winziger wird der Gedanke über das, was andere über Sie denken könnten. Vergessen Sie die Ausrede des Zeitmangels. "Ich habe leider überhaupt keine Zeit dafür" zählt nicht mehr. Erzählen Sie keinen Unsinn. Strukturieren Sie beinhart um und nehmen Sie sich endlich die Zeit!

„Bleiben Sie ruhig mal zehn Tage allein.
Wenn Sie keine Zeit dafür haben,
machen Sie zwanzig daraus“.

Notieren Sie auf der nächsten Seite acht Dinge, die Sie allein unternehmen werden. Ich wünsche Ihnen viel Spaß und Freude bei dieser Erfahrung.

1
2
3
4
5
6
7
8

KAPIEL ZEHN

Smalltalk-Gitter durchbrechen

Dieses Kapitel ist mir sehr wichtig, weil ich den alltäglichen Smalltalk wie ein Gitter empfinde das viele Menschen einzäunt. In vielen Gesprächen geben sie ihre Abneigung zu Smalltalk bekannt. Auch hier sind klarerweise einige dabei die genau das verabscheuen, was sie selbst praktizieren. Es herrscht der Irrglaube, dass andere gut über uns denken, solange wir Smalltalk-Angebote annehmen. Die Ironie daran ist jedoch, dass sich sogar der Anbieter selbst davor graust. Wir alle haben das Bedürfnis echt sein zu können. Den Satz „Bei dir kann ich endlich so sein wie ich bin", kennen Sie bestimmt. Es ist angenehm so sein zu können wie man ist, weil man das Jetzt nur so ordentlich auskosten und genießen kann. Inhaltslose Gespräche bremsen uns auf unserer Entdeckungsreise. Im Endeffekt profitiert keine Seite davon. Wenn Sie es schaffen das Smalltalk-Gitter zu durchbrechen, helfen Sie nicht nur sich selbst, weil Sie dann höher schwingen und gesündere Gedanken hegen. Sie setzen damit gleichzeitig den Samen für einen allgemeinen Paradigmenwechsel, der ein höheres Maß an Bewusstheit voraussetzt. Beim Smalltalk wären wir wie so oft, bei unbewussten Verhaltensweisen, welche unseren Alltag viel mehr lenken als wir wissen beziehungsweise zugeben möchten oder eben könnten. Dabei ist der bewusste Umgang mit unserer verbalen Interaktion wichtig, wenn es darum geht, der Schöpfer unserer eigenen Realität zu sein. Was Sie denken wird zum Wort und dieses wird zur Handlung. Dass Sie das, was andere über Sie denken, tatsächlich verunsichert ist zwar im Herzen nicht relevant aber es scheint zum jetzigen Zeitpunkt ein Teil Ihrer eigenen Realität zu sein. Ich weiß das und darum widmen wir uns dieser Thematik gemeinsam mit Hilfe dieses Buches. Das Erfreuliche ist, dass Sie Ihre eigene Realität neu programmieren können. Erschaffen Sie sich eine in der Sie sich keine wirren Gedanken mehr über das, was andere über Sie denken könnten, machen. Es kann tatsächlich so einfach sein wie es klingt. Ja, Übung macht den Realitätsmeister, aber Erfolg hat immer noch drei Buchstaben! Stellen Sie sich ein weißes Puzzleteil vor. Daneben liegen ein paar Stifte. Einer davon hat Ihre Lieblingsfarbe. Nun können Sie auf das leere Puzzleteil alles was Sie wollen zeichnen. Mit dem kleinen Teil haben Sie Einfluss auf das große Bild. Sie bestimmen was Sie sehen werden. Was und wie zeichnen Sie, wenn Sie verstehen, dass der Stift mit Ihrer

Lieblingsfarbe für Ihr Wort steht, welches später Ihre Handlungen und somit Ihren kompletten Alltag beeinflusst? Wir sind uns gewiss darüber einig, dass Sie mit der Schöpferkraft dieses Stiftes nicht leichtfertig umgehen sollten. Was Sie mit diesem Stift auf das leere Puzzleteil (Teil Ihrer Realität) zeichnen, spiegelt Ihre Art zu sprechen wider. Was und wie Sie zeichnen (sprechen), beeinflusst in weiterer Folge Ihre Handlung und diese wiederum zieht Geschehnisse und Situationen in Ihr Leben. Die Ereignisse in Ihrem Leben „passieren" Ihnen nicht. Jeder Gedanke, jedes Wort, jede Handlung ist ein Puzzleteil. Mit dem was Sie aussenden bestimmen Sie, was Sie anziehen und so gestalten Sie das große Bild kontinuierlich mit. Was senden Sie aus, wenn Sie belanglose Smalltalk-Angebote annehmen? Solche Gespräche sind meistens leer, inhaltslos und lebenshemmend. Dass Sie sich also belanglose Gedanken über das, was andere über Sie denken könnten, machen, ist nicht verwunderlich, wenn Sie ein Smalltalk-Puzzlestück erschaffen. Die Kreation von Realität beginnt im Kleinen. Entwerfen Sie lieber ein Puzzlestück, welches ein schönes Detail im Großen abgibt. Langweilige, substanzlose Gedanken ergeben niemals ein Kunstwerk. Ihre Entdeckungsreise hier auf der Erde sollte aber eines sein! In Wien sagt man *„Beim Reden kumman die Leit z'sam"*, was so viel bedeutet wie „Beim Reden kommen die Leute zusammen". Das ist wahr, aber wenn Sie das Gesetz der Resonanz verstanden haben, betrachten Sie diesen Spruch anders. Betonen Sie „die" stärker, wenn Sie den Spruch aufsagen. Wir wissen, dass wir das anziehen was wir aussenden. Daraus lässt sich schließen, dass wir auch mit unserer Redensart entscheiden, welchen Menschen wir vorrangig begegnen. Entscheiden Sie also wer „die“ in Ihrem Leben sein sollen, indem Sie Ihr Wort weise wählen. Sie müssen unbedingt verstehen, dass der quälende Gedanke über das, was andere über Sie denken könnten, nur auf einer niedrigen Schwingungsfrequenz existieren kann. Ab einer gewissen Höhe sind solche Gedanken nicht mehr möglich. Die niedrige Ebene zu verlassen sollte daher Ihr primäres Ziel sein. Danach begegnen Sie nämlich viel eher aufgeschlossenen Leuten, die von einem positiven Drive voller Entspanntheit durch den Alltag getragen werden. Wenn Sie in einem Umfeld leben in dem es üblich ist sich lebensfeindliche Gedanken zu machen, ist Ihr mentales Chaos nur logisch. Umgeben Sie Menschen, die über Smalltalk-Gespräche nicht hinauskommen, gilt das Gleiche. Sie merken schon, unser U-Boot taucht gerade spontan etwas tiefer und der Druck steigt. Das tut mir nicht leid, denn da müssen Sie jetzt durch, wenn Sie wirklich etwas verändern wollen. Was wenn ich Ihnen sage, dass Sie sich allein durch das Durchbrechen vom Smalltalk-Gitter weniger Gedanken über das, was andere über Sie denken, machen werden? Ich verrate Ihnen was ich genau damit meine. Wie bereits erwähnt, ziehen Sie zumeist die Menschen an, die Ihrem Verhalten am ehesten entsprechen. Falls Ihnen diese Anmerkung nicht gefällt, scheint es an der Zeit zu sein, dass Sie beginnen Ihr Umfeld schön langsam zu hinterfragen.

„Sie sind der Durchschnitt der fünf Menschen, die Sie am häufigsten treffen“.

Das umfasst natürlich weitaus mehr als Ihre Redensart, aber der Schlichtheit halber versuche ich dieses Kapitel darauf zu reduzieren. Versuchen Sie Begriffe wie „höher“ und „niedriger“ nicht wertend zu deuten. Von außen betrachtet sind beide weder gut noch schlecht. Sie sind – Punkt. Um wirklich aktiv zu erschaffen, müssen Sie sich erlauben Ihre Hemmung diesbezüglich abzulegen. Es gibt Bereiche, in denen wir nur aufhören müssen in „falsch“ und „richtig“ zu denken, um mentales Wachstum erlangen zu können. Hier ist einer davon. Denken Sie lieber größer und wissen Sie, dass Sie sich nur dann blockierende Gedanken über das, was andere von Ihnen denken könnten, machen, wenn Sie niedrig schwingen. Wandern Sie also mit bestimmten Menschen auf einer niedrigen Frequenzebene, ziehen Sie weiterhin genau jene mit niedrigschwingender Denkweise in Ihr Umfeld. Innerhalb dieses Gitters werden Dialoge dementsprechend geführt. Durch die Energie, welche Sie in solche Gespräche investieren, starten Sie wiederum einen neuen Aufruf, der da lautet: *„Ich bin bereit, wertvolle Zeit mit leeren Smalltalk-Gesprächen zu verpulvern – kommet in Scharen“*. Dieser Wunsch wird Ihnen mit Sicherheit erfüllt und damit fahren Sie ununterbrochen in einem Kreisverkehr ohne dies zu bemerken. Hier meckert man über vorgegebene Angst-Themen aus der Zeitung und nimmt auch genau die Feindbilder an, die einem auf dieser Ebene aktuell angeboten werden. Anstatt für, ist man hier eher gegen etwas. Man tauscht sich über die ungerechten Gehälter von Fußball-Profis aus, sucht in irgendwelchen Politikern den langersehnten Lebensretter oder füttert seinen Geist mit abstumpfenden Fernsehsendungen. Neid und Missgunst gehören zur üblichen Grundhaltung. Auf dieser niedrigen Schwingungsfrequenz begegnen Ihnen Leute, die den Fernseher im Wohnzimmer noch nie hinterfragt haben. In dieser Welt gelten Sie sogar als irre, wenn Sie keinen besitzen. Verlassen Sie lieber das Labyrinth in dem „man" das macht was alle anderen auch machen, weil „man" das eben so macht. Substanzlose Aussagen wie „Es muss so sein, weil es immer so war", gelten hier als Totschlagargument.

Vermutlich hören Sie schon den Ton in meiner Schrift. Jedes Wort schreit danach, Sie da raus zu reißen, damit Sie endlich aufhören niedrigschwingend zu denken. Wie sehr ich es auch versuche, schaffe ich es nicht meinen Drang nach Ihrer gedanklichen Befreiung zum Ausdruck zu bringen. Ich möchte, dass Sie das Labyrinth verlassen, damit Sie einen ganzheitlichen Blick auf das Leben werfen können. Vergessen Sie die Suche nach dem Ausgang. Schnappen Sie sich eine Leiter und klettern Sie einfach über die nächste Wand, damit Sie endlich die

Freiheit erlangen, die Ihnen zusteht! Selbst wenn nur wenige oder sogar keiner der oben genannten Verhaltensweisen auf Sie zutrifft, schwingen Sie niedrig, wenn Sie sich zu viele Gedanken über das, was andere eventuell, möglicherweise, unter Umständen über Sie denken könnten machen. Diese Denkweise entspricht der Schwingungsfrequenz dieses Labyrinths. Es ist nur ein künstliches, von hemmenden Gedanken durchwobenes Konstrukt und existiert demnach ausschließlich in den Köpfen derer, die sich darauf einigen.

Ich will Ihnen praktisches Werkzeug in, anstatt nur an die Hand geben. Die Leiter steht als Metapher für Ihre Redensart und ebnet Ihnen quasi den Weg in die Freiheit. Diese können Sie nur auf höherer Schwingungsfrequenz erfahren. Während wir uns nun mit dem U-Boot langsam wieder nach oben bewegen, folgen im nächsten Kapitel wieder praktische Tipps.

KAPITEL ELF

Die Glühbirnen-Fragetechnik

Wie oft wird Ihnen die Frage „Wie geht es dir?" gestellt, ohne dass der Fragende wissen möchte wie es Ihnen geht? Mal abgesehen davon, dass Ihnen damit wertvolle Zeit und Energie genommen wird, geht es ebenso um ein gewisses Maß an Respekt, welches Ihnen entgegengebracht werden sollte. Sie haben es verdient wahrgenommen anstatt nur halbherzig abgewimmelt zu werden. Dafür brauchen Sie aber niemanden verurteilen. Sie selbst sollten sich diesen Respekt entgegenbringen. Seien Sie sich etwas wert und trauen Sie sich mehr zu. Falls Sie denken es sei Ihnen egal, dass der Absender Sie nur rhetorisch fragt, dürfen Sie dieses Kapitel gerne überfliegen. Andernfalls lade ich Sie dazu ein, sich auf eine höhere Schwingungsfrequenz allein durch Ihre verbale Kommunikation zu katapultieren. Auf niedriger Frequenzebene ist es gang und gäbe sich gegenseitig

Fragen zu stellen, ohne sich für die Antwort zu interessieren. Stichwort: „Autopilot". Um diese Ebene verlassen zu können, gebe ich Ihnen Einblick in mein, mit den Jahren aufgebautes Fragen-Repertoire. Je bewusster ich wurde, desto mehr fiel mir auf, dass Smalltalker immer dieselben Fragen stellen, ohne viel darüber nachzudenken. Aber in der Anfangszeit meiner Bewusstwerdung wollte ich viel lieber über Zeitreisen, Planeten, die Entstehung der Welt, dessen Bewohner, den Sinn des Seins und so weiter philosophieren. Nach wie vor interessieren mich neue Gedankenansätze und mich faszinieren all unsere Ängste, Ideen, Sichtweisen, Sehnsüchte und Wünsche. Scheinheilige Fragen die mir in der Vergangenheit gestellt wurden, weil „man" sie im Fall einer Begegnung halt stellt waren mir zu langweilig. Ich fühlte mich provoziert und nicht ernst genommen, weil ich mir dachte, dass es doch im Interesse aller sein müsste sich Gedanken über unser Dasein und allem was dazu gehört zu machen. Heute weiß ich, dass ein gewisser Wissens- und Weisheitshunger nur ab einer gewissen Schwingungsfrequenz verbreitet ist. Erinnern Sie sich an dieser Stelle bitte kurz daran, dass Sie nicht wertend denken sollen, um großflächig erfassen zu können. Es soll Ihnen nicht darum gehen besser als der andere zu sein. Damit schwingen Sie nämlich genau auf jener Frequenz, auf der Sie sich zwingend Gedanken über das, was andere über Sie denken könnten, machen. Es geht einzig und allein darum, sich bewusst und absichtlich weiter zu entwickeln. Wer sein spirituelles Wachstum kontinuierlich anstrebt und seinen Wissenshunger gesund füttert wird sich keine störenden Gedanken mehr über das, was andere über ihn denken könnten, machen. Damals spürte ich ein intuitives Verlangen danach, meinen Gesprächspartnern aufzuzeigen, was sie eigentlich machen. Meine innere Stimme gab mir zu verstehen, dass ich allein schon einen großen Sprung hinauf machen kann, indem ich Smalltalk abwehre. Mir wurde klar, dass ich dieses eine Wort verwenden müsste, welches wir zwar oft gesagt bekommen aber selbst nicht sagen sollen, um weiterhin einen angepassten Eindruck zu machen. Sie ahnen wahrscheinlich, welches Wort gemeint ist. Genau, das Wort „Nein“. Ich machte es mir zur Aufgabe scheinheilige Smalltalk-Fragen mit einem gut verpackten „Nein“ abzuwehren. Mein Ziel war es die niedrige Schwingungsfrequenz Schritt für Schritt zu verlassen und zeitgleich das Bewusstsein derer die mir hier noch begegnen zu schärfen. Es war und ist mir immer wichtig, Menschen, welche tiefer schlafen als ich, aufzuwecken. Meiner mentalen Ordnung halber erfand ich die Glühbirnen-Fragen. Auf den Namen kam ich, weil die Leute, denen ich diese Fragen stellte, stets den Eindruck machten, als ob Ihnen gerade ein Licht aufgehen würde. In allen Fällen sahen mich meine Freunde, Bekannten und Kollegen an, als ob es augenblicklich Klick gemacht hätte. Meine Glühbirnen-Fragen wende ich heute ohne taktisch darüber nachzudenken an. Nach Jahren habe ich sie klarerweise verinnerlicht. Ich erinnere mich aber auch, dass ich am Anfang eine gewisse Hemmschwelle übertreten musste. In üblichen Gesprächen sagt der eine „A“, der andere „B“ und der erste wieder „C“ und so weiter. Auf ein „A“ einfach mal mit einem „N“ zu antworten war zu Beginn eine Herausforderung für mich. Es dauerte aber nicht lange bis es anfing mir richtig Spaß zu machen. Statt einem „N“ antwortete ich quasi mit Zahlen oder Hieroglyphen. Meine Gesprächspartner waren perplex und wussten nicht so recht wie sie mit mir umgehen sollen. Der Großteil ist eine gewöhnliche Abfolge von Ereignissen gewohnt und fürchtet sich, sobald mal etwas minimal von der Norm abweicht. Smalltalk abzulehnen empfinden manche als Angriff. Auf niedriger Schwingungsfrequenz nahmen es Menschen persönlich, wenn ich nicht dazu bereit war, leere Dialoge zu führen. Auf dieser Ebene war es nicht selten so, dass ich kaum eine Aussage tätigen konnte, ohne dafür von irgendeiner Seite angefeindet und abgelehnt zu werden. In meiner Gelassenheit hat mich das jedoch damals wie heute nicht gekümmert. Ich wurde dadurch viel eher motiviert, weil ich die Angst vor den Hinterfragenden als kryptischen Hilfeschrei verstand. Demnach wurde das Übertreten meiner Hemmschwelle mit jedem Mal leichter. Ich wusste, dass meine Frechheit zwar provoziert, im Endeffekt aber aufklärt oder zumindest zum Denken und Hinterfragen anregt. Im Klartext: Damit ich mir später keine störenden Gedanken mehr über das, was andere über mich denken könnten, mache, musste es mir schon beim Verwenden von Glühbirnen-Fragen egal sein, was die anderen über mich denken könnten. Ok, kommen wir nach so einem Satz zum praktischen Teil. Zuerst übliche Dialoge die so oder sehr ähnlich stattfinden. Im Anschluss daran Beispiele mit dem Einsatz von Glühbirnen-Fragen.

Der Klassiker verläuft etwa wie folgt:

Rene: „Hallo, wie geht's dir"?

Nina: „Gut, und dir"?

Rene: „Ja, auch. Arbeitest du noch als Frisörin"?

Nina: „Ja ja unverändert und du noch als Maler"?

Rene: „Ja, nur für eine andere Firma".

Nina: „Achso ok, Hauptsache du hast Spaß".

Rene: „Ja, Du weißt wie es ist. Irgendwas muss man ja machen".

Nina: „Stimmt. Hmm, und sonst so"?

Rene: „Nichts Besonderes sonst und bei dir"?

Nina: „Nein, auch nichts"

Mit hoher Wahrscheinlichkeit wäre der Dialog genau so langweilig weitergegangen wie er angefangen hat. Leere Floskeln, rhetorische Fragen und mechanische Heuchelei. In diesem Beispiel widmen wir uns Nina, weil sie angesprochen wurde. Wie hätte sie das Smalltalk-Gitter durchbrechen können? Es bieten sich verschiedene Möglichkeiten an aber am einfachsten wäre es gewesen, wenn sie bereits die Eröffnungsfrage unkonventionell beantwortet hätte. Rene bot ein „A“ an und erwartete ein „B“, damit er wiederum mit einem „C“ reagiert, auf das er dann ein „D“ bekommt und so weiter. Nina hätte also kein „B“, sondern zum Beispiel ein „M“ absenden können. Das Gespräch wäre somit nicht auf einer Ebene verlaufen, welche beide niedrig schwingen lässt. Die Reaktionen können abweichen, sind im Kern aber so gut wie immer dieselben. Erfahrungsgemäß hätte Nina die Glühbirnen-Frage-Technik wie folgt eingesetzt:

Rene: „Hallo, wie geht's dir"?

Nina: „Was glaubst du? Rate mal".

Rene: „Äääh, gut schätze ich mal".

Nina: „Wow danke, woran machst du das fest"?

Rene: „Keine Ahnung, du machst so einen Eindruck".

Nina: „Wie geht es dir auf einer Skala von 1 bis 10"?

Rene: „Hmm eine witzige Frage. So zwischen 7 und 8".

Nina: „Alles klar, du strahlst eher eine 9 aus, finde ich".

Rene: „Ich bin total müde, aber das nehme ich jetzt einfach mal als Kompliment".

Bereits nach der ersten Glühbirnen-Frage ging Rene ein Licht auf. Mit einem „M“ hat er nicht gerechnet. Er war gezwungen anders als gewohnt zu denken. Neue, neuronale Netzwerke wurden geknüpft und Nina hob die Begegnung auf eine erfrischende Ebene. Wenn Sie diese

Technik wiederholt anwenden, werden Sie die Transformation Ihres Selbstwertes spüren. Mit jedem Mal wird Ihr Geist höher schwingen. Sie werden Glühbirnen-Fragen, ohne viel zu überlegen anwenden und eine höhere Schwingungsfrequenz erreichen. Eine, auf der Sie kein Verlangen mehr danach haben, sich Gedanken über das, was andere über Sie denken könnten, zu machen. Glauben Sie nicht, dass sich ein Dialog nur im Ausnahmefall so ergeben kann. Wissen Sie lieber, dass Ihnen ein „A-B-C-Mensch" die Führung überlässt, wenn Sie ein „M" einwerfen. Während leichte Verwirrung herrscht sind Sie im Gegensatz klar und bestimmen die Richtung mit Leichtigkeit. Erinnern Sie sich dabei stets daran, dass Sie nicht bewerten! Werden Sie niemals überheblich. Sie sind nicht mehr aber auch nicht weniger wert. Verstehen Sie diese Methode als Hilfswerkzeug. Mit jeder Anwendung erschaffen Sie eine wertvolle Win-Win-Situation. Ihre Gesprächspartner erweitern ihren Horizont, werden in gewisser Weise aufgeweckt und ihre Denkfabrik wird angekurbelt. Dasselbe erfahren Sie auch, nur mit dem feinen aber doch bedeutenden Unterschied, dass Sie sich dessen bewusst sind. Sie haben eine höhere Schwingungsfrequenz als Ziel, sind dementsprechend ausgerichtet und nutzen die Energie bewusst, um voran zu kommen. Ab einer gewissen Höhe haben Sie absolut kein Verlangen mehr danach, sich störende Gedanken darüber zu machen, was andere über Sie denken könnten. Es wird Ihnen lächerlich und stumpfsinnig erscheinen. Rückblickend werden Sie es kaum glauben können, sich solche irren Gedanken gemacht zu haben. Im ersten

Moment scheint das Thema „Smalltalk“ vielleicht nichts mit dem, was andere über Sie denken könnten, am Hut zu haben. Bei genauer Betrachtung jedoch zeigt sich, dass die Anwendung von Glühbirnen-Fragen Mut erfordert. Dieser reißt Sie aus Ihrer gewöhnlichen Geisteshaltung und verschafft Ihrer Innerlichkeit Raum für Weiterentwicklung. Durch neues Sprechverhalten verändert sich zwingend Ihre gewöhnliche Denkweise und diese lässt Sie auf entsprechender Frequenz tanzen.

Stellen Sie sich ein Blumenbeet vor, welches Sie mit Ihren Gedanken besamen. Je größer der gepflanzte Gedanke, desto größer die spätere Ernte. Durch das Durchbrechen des Smalltalk-Gitters schwingen Sie sukzessive höher ergo befreien Sie sich schrittweise von lähmenden Gedanken. Dass Sie nicht krampfhaft und ausschließlich astronomisch hochschwingende Dialoge erwarten oder gar verlangen sollen, ist klar. Zu viel Taktik bremst das Leben. Bei ungesunder, übertriebener Philosophie zieht es an einem vorbei! Oft liegt das volle Farbspektrum in der Einfachheit. Trotzdem ist das Durchbrechen definitiv vonnöten, um einen höheren Bewusstseinsgrad zu erlangen. Schießen Sie nicht über das Ziel hinaus aber seien Sie mutig genug, denn außer Angst haben Sie nichts zu verlieren.

In einem weiteren Beispiel beginnen wir mitten im Gespräch zu lauschen:

Mia: „Die politische Lage macht mich krank!
Das darf alles nicht sein. Wie siehst du das"?

Paul „Ehrlich gesagt, kenne ich mich da nicht gut genug aus".

Mia: „Seit Monaten steht nichts anderes in der Zeitung und im TV geht es doch nur noch darum"!

Paul: „Ok, scheinbar habe ich das alles verpasst".

Mia: „Es ist wahnsinnig. Jetzt haben sie dieses und jenes angekündigt! Findest du das gut"?

Paul: „Das klingt heftig. Wurde das wirklich so gesagt"?

Mia: „Nicht nur das. Gestern habe ich in der Zeitung gelesen, dass ......"!

Das Paradebeispiel in dem gejammert wird was das Zeug hält. Mia bringt Ihre Wut zum Ausdruck und versucht Paul auf dieselbe Schwingungsfrequenz zu ziehen, um nicht allein in der einschnürenden Opferrolle zu verharren. Er liest weder Zeitungen noch besitzt er einen TV. Dadurch wird er von den üblichen Angst-Themen, die Jahr für Jahr in neuer Verpackung angeboten werden, verschont. Mia sucht in Paul eine Projektionsfläche, versucht Frust abzuladen und hofft mit ihm gemeinsam jammern zu können. Sie ist engstirnig und möchte unbedingt Ihr schreckhaftes Weltbild bestätigt haben. Jemand der nicht selbst recherchiert und Nachrichten blind konsumiert, ohne sie zu hinterfragen, schwingt niedrig. Auf dieser Ebene kann niemand höher schwingen, weil es jene der Angst ist. Mia gehört bestimmt zu denjenigen, die sich Gedanken über das, was andere von ihr denken, machen. Das ist auf dieser Stufe völlig normal und gar nicht anders möglich. Für Sie ist es immens wichtig, diese zu verlassen. Alles was Sie für wertvolles Wachstum brauchen ist auf der anderen Seite der Angst. Es ist an der Zeit das Smalltalk-Gitter zu durchbrechen. Ihr Körper, Ihr Geist und Ihre Seele rufen danach. Ob es ein Zufall ist, dass Sie dieses Buch lesen, überlasse ich Ihnen.

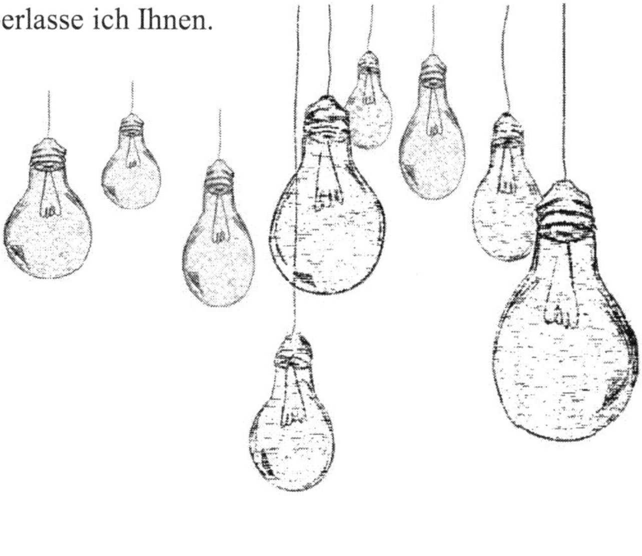

Wie zuvor möchte ich Ihnen nun den Einsatz der Glühbirnen-Fragetechnik veranschaulichen.

Mia: „Die politische Lage macht mich krank!
Das darf alles nicht sein. Wie siehst du das"?

Paul: „Ich habe es kurz gehört aber konzentriere mich auf das Positive. Ich fühle mich glücklich".

Mia: „Pfff, aber das ist doch wichtig. Mich macht das so richtig wütend"!

Paul: „Kannst du mir deine 3 Beispiele aufzählen"?

Mia: „Was meinst du genau"?

Paul: „Bei jemandem der so eine Wut ausstrahlt, nehme ich an, dass er in den letzten Wochen aktiv war, um zur Verbesserung der Situation beizutragen. Sei so nett und zähle bitte drei Beispiele auf in denen du aktiv geholfen hast".

Mia: „Naja, also keine Ahnung. Mich kennt sowieso niemand, also hört mir auch keiner zu".

Paul: „Welche Möglichkeiten fallen dir ein, um das zu ändern"?

Mia: „!???!?!!!?!....."!

Wird Ihnen klar, worum es beim Einsatz dieser Methode geht? Pauls Reaktion kam völlig unerwartet. Wie aus dem Nichts kam die Glühbirnen-Frage zum erfolgreichen

Einsatz. Eine ruckartige Wende wurde damit herbeigeführt und das Gespräch wieder auf die nächste Etappe befördert. Probieren Sie das so oft wie möglich aus. Die plötzliche Umstellung ist enorm wichtig, denn sie sorgt für den Abbruch des öden Gedankenvorgangs von Smalltalkern. Die ständige Wiederholung ist bei jedem erneuten Treffen essenziell. Bleiben Sie fokussiert und treten Sie nicht in Mias Falle. Sie sollten sich nicht auf sie einschwingen, sondern jedes Mal lösungsorientiert bleiben und nach den drei Beispielen fragen. Es muss Mia nerven, damit Sie versteht was zu tun ist. Sie wird Sie nicht mehr mit Ihren Angst-Themen bombardieren. Im Idealfall wird sie aktiv handeln, anstatt zu quatschen. Sollte dies nicht eintreten und Mia weiter jammern, können Sie die Begegnung meiden. Wenn sich das schwierig gestaltet, weil „Mia“ zum Beispiel zur Familie gehört, versuchen Sie trotzdem konstant dran zu bleiben. Wenn Sie also erneut in so ein „Jammer-Gewitter“ geraten, scheuen Sie sich nicht davor bei jeder Begegnung nach den drei Beispielen zu fragen. Gehen Sie im Kopf einfach davon aus, dass Mia tatsächlich drei Beispiele nennen wird. Ist dies nicht der Fall, fügen Sie humorvoll hinzu, dass Sie beim nächsten Mal wenigstens zwei Beispiele hören wollen. Mit Ihrer Anforderung haben Sie somit stets einen Joker im Ärmel der Ihnen die Abgrenzung während einer Begegnung ermöglicht. Sie machen damit jedes Mal klar, dass man Ihnen lieber mit tieferen Gesprächen begegnen soll, um Ihre volle Aufmerksamkeit zu erlangen. Sich nicht auf die niedrige Schwingungsfrequenz zu begeben sollte ihr Ziel sein, wenn Sie sich keine destruktiven Gedanken machen wollen. Ob es der ach so böse Politiker, der Gewinner einer sogenannten Talentshow im TV, die nervigen Arbeitszeiten oder der Gedanke über das, was andere über Sie denken könnten, ist, spielt dabei keine wesentliche Rolle. Die Beschäftigung mit diesen Themen sind mit einem dementsprechenden Lebensgefühl gekoppelt und haben sonach eine niedrige Schwingungsfrequenz gemein. In diesem Labyrinth ist es nicht nur wichtig was Sie denken, sondern vor allem wie Sie denken. Wer denkt, dass er Probleme mit derselben Denkweise lösen kann durch die sie entstanden sind, läuft im Kreis und zwar in einem sehr kleinen. Dieses Gedankenchaos spielt sich auf Mias Schwingungsstufe nun mal ab. Zu jeder Zeit haben Sie jedoch die Wahl, ob Sie da mitmachen oder nicht. Das ist das Schöne daran. Überwinden Sie Ihre Hemmung und durchbrechen Sie das Gitter sobald wie möglich. Nehmen Sie auch Rückschläge in Kauf. Wenn Sie mit einer Glühbirnen-Frage mal auf taube Ohren stoßen ist das nicht dramatisch. Es gibt Leute die gegen Aufklärungsversuche immun zu sein scheinen. Durch konstante Übung werden Sie gefestigter und mit jedem Schritt in Ihre Innerlichkeit schwingen Sie höher. Bei dieser Methode geht es also auch darum, dem Gegenüber die Möglichkeit zu geben, sich und sein Auftreten zu hinterfragen. Gehen Sie mit Ihrer Redensart ein Stück tiefer und schwingen Sie dadurch höher. Tauschen Sie „Wie geht es dir?" mal gegen ein „Wie fühlst du dich?" ein. Versuchen Sie es ruhig bei Ihrer nächsten Begegnung. Diese wird sich wahrgenommen fühlen und

Sie werden den Unterschied bestimmt spüren. Wenn Sie merken, dass Ihnen ein rein rhetorisches „Wie geht's dir?" gestellt wird, entgegnen Sie einfach mal mit einem „Warum?". Werfen Sie irgendwo ein „X" ein! Auf pausenloses Suddern, können Sie ruhig sowas wie „Wie würdest du reagieren, wenn du dir selbst zuhören könntest?" bringen. Um sich weniger Gedanken über das, was andere über Sie denken könnten, zu machen, sollten Sie eine höherer Schwingungsfrequenz anpeilen. Übertreten Sie Ihre Hemmschwelle, wenn Ihnen jemand gegenübersteht, der Sie bewusst oder unbewusst runterziehen möchte. Sie haben das Recht dazu und außerdem wissen Sie, dass Sie damit in Wirklichkeit eine Win-Win-Situation erschaffen. Ich war Jahre lang die erste Anlaufstelle für jemanden der mich in 95% der Fälle angerufen hat, um über seine gesundheitlichen Probleme zu jammern. Hatte er Kopfschmerzen, rief er mich an, um mir zu erzählen, dass er eventuell einen Tumor haben könnte. Schmerzen im Bereich des Magens waren immer höchstwahrscheinlich Geschwüre und Verspannungen in der Brustmuskulatur kündigten zweifelsfrei einen Herzinfarkt an. Ich diente als Projektionsfläche und jeder Anruf ließ mich wieder eine Stufe niedriger schwingen. Das wurde mir mit den Jahren bewusst und ich fing an zu handeln. Ich nahm das Gesagte nicht mehr an, sondern warf es mit Glühbirnen-Fragen zurück. Auf „Ich habe schon wieder so starke Magenschmerzen, ich halte das nicht mehr aus", reagierte ich nicht mehr mit sanftem Trost, sondern entgegnete: „Oh, was genau hat der Arzt dazu gesagt"? Die ersten Male kam sinngemäß immer das

Gleiche zurück. Sätze wie „Du weißt ja, dass ich nicht so gerne zum Arzt gehe“ oder „Naja, vielleicht schaue ich irgendwann beim Arzt vorbei“ waren die Regel. Solange er bei mir abladen konnte war der Weg zum Arzt nicht ganz so wichtig. Essenziell war also auch hier die Wiederholung meinerseits. Ich verwendete meine Glühbirnen-Fragen bei jedem noch so winzigen Jammer-Versuch. Ich durchbrach das Gitter immer und immer wieder ohne Ausnahme. Die Anrufe wurden weniger und echter. Meine Schwingung schoss in die Höhe und er kam ins aktive Handeln. Heute ist er gesund, munter und fit. Die Opferrolle hat er längst verlassen. Vermeintliche Kälte kann sich in späterer Folge durchaus als tragende Wärme herausstellen. Sie müssen nur mutig genug sein die richtigen Fragen zu stellen. Bringen Sie frischen Wind in Gespräche mit Fragen wie „Wie würde die Antwort lauten, wenn du Sie kennst?“ oder „Nenne mir eine Antwort, die du jetzt nicht gerne hören würdest und eine, die du sehr gerne hören würdest“. Durchbrechen Sie das Smalltalk-Gitter und verwenden Sie Glühbirnen-Fragen spielerisch. Denken Sie dabei immer an das Ziel dieser Methode. Sie sollen höher schwingen. Ab einer gewissen Stufe stellen Sie sich keine der quälenden Fragen mehr. Was andere möglicherweise, eventuell, unter Umständen über Sie denken könnten ist nur eine davon!

KAPITEL ZWÖLF

Denken Sie gut über andere

Wenn Sie Angst davor haben was andere über Sie denken könnten liegt es nahe, dass Sie selbst eher negativ über andere denken. Vielleicht fällt Ihnen das nicht auf. Wenn jemand von einer Idee erzählt, denken Sie sich nicht gleich alle Gegenargumente aus. Begrüßen Sie es lieber, wenn jemand den Mut hat seinen eigenen Weg zu gehen. Was Sie denken strahlen Sie aus und was Sie ausstrahlen ziehen Sie an. Stellen Sie sich eineiige, männliche Zwillinge auf einer Parkbank vor. Der eine wandert seinen eigenen Weg seit 10 Jahren. Er geht eigenen Projekten nach, ist in der Lage sich seine Zeit nach Lust und Laune einzuteilen und stets bereit Neues zu lernen. Er gönnt anderen Menschen Erfolg und nimmt aus jedem persönlichen Gespräch etwas mit. Der andere lästert seit 10 Jahren über die Ungerechtigkeit seines Chefs und wenn jemand mit einer neuen Idee ankommt, überlegt er schon während der Erzählung wie er dagegen argumentieren wird. Er glaubt, immer alles besser zu wissen, denkt alles bewerten zu müssen und nimmt aus Gesprächen nichts Substanzielles mit. Nachdem er glaubt die Idee entzaubert zu haben spricht er mit seinen Arbeitskollegen über seinen „Sieg". Wenn er über andere spricht, dann im abfälligen Ton. Wer ist glücklicher? Die anderen denken zwar höchstwahrscheinlich viel weniger über Sie nach als Sie vermuten aber bei denjenigen wo es eher zutrifft ist es sehr wahrscheinlich, dass sie über Sie so denken wie Sie selbst generell denken. Ihre Art zu denken überträgt sich auf Ihre Ausstrahlung. Denken Sie positiv und seien Sie ein Gönner. Finden Sie heraus wie Sie selbst über andere denken.

„Wenn Sie über andere so denken wie Sie selbst nicht gerne hätten, dass man über Sie denkt, fangen Sie an, Ihre Gedanken zu ändern."

Beobachten Sie sich und finden Sie heraus was Sie zum Beispiel genau denken, wenn Ihnen jemand ein Vorhaben schildert, welches Sie selbst vielleicht gerne angepeilt hätten, es aber ausgelassen haben, weil Ihnen die Risikobereitschaft fehlte. Wie denken Sie darüber, wenn Ihnen jemand einen Standpunkt vermittelt der Ihrem eigenen gänzlich widerspricht? Haben Sie eine eigene Meinung zu dem was Sie da hören oder schwirrt Ihnen ein standardisiertes Gegenargument im Kopf herum? Antworten Sie das, was man auf solche Erzählungen üblicherweise antwortet? Tun Sie sich selbst einen Gefallen und hinterfragen Sie Ihre Denkart. Sie werden sicherlich bemerken, dass viele Ihrer Gedanken auf Lebenserfahrungen basieren. Erzählt Ihnen die Nachbarin von der Gründung ihrer eigenen Firma, denken Sie vielleicht an einen ehemaligen Freund, der das schon einmal versucht hat und letztendlich trotz aller Kraft gescheitert ist. Obwohl die Nachbarin überhaupt nichts mit dem ehemaligen Freund zu tun hat und diesen nicht einmal kennt, verknüpfen Sie die beiden gedanklich miteinander. Sie erinnern sich an Erfahrungen aus der Vergangenheit und sprechen der Nachbarin jeglichen Erfolg schon ab bevor sie überhaupt erst mit der Gründung ihrer Firma begonnen hat. „Was ist daran falsch?“ könnten Sie hier zurecht einwerfen. „Würden wir nicht aus unserer Lebenserfahrung schöpfen und aus Fehlern lernen, kämen wir nicht voran“. Vielleicht denken Sie, es wäre doch nur höflich die Nachbarin über die Schwierigkeiten zu informieren. So weit so gut. Ja, alles richtig. Sie ahnen es schon, es folgt ein großes „Aber“. Ich bin auf Ihrer Seite und finde es wichtig, dass wir nicht mit blindem Optimismus gegen die Wand laufen. Völlige Naivität kann gefährliche Auswirkungen herbeiführen, „ABER“ … und jetzt das Entscheidende: Es kommt darauf an, wie Sie denken und in Folge dessen antworten. Lernen Sie lieber wie man denkt und nicht was man denkt. Was man üblicherweise denkt hat vielleicht überhaupt nichts mit dem zu tun, was Sie freilich denken würden. Wenn Sie beispielsweise dazu neigen so etwas zu sagen wie „Ein ehemaliger Freund hat das auch probiert und nicht geschafft, überlege dir das lieber drei

Mal“, dann malt Ihre pessimistische Denkart ein bestimmtes Portrait von Ihnen. Dieses beeinflusst die Gedanken welche Ihre Nachbarin zukünftig über Sie denken könnte, auf negative Weise. Seien Sie einfach frech und probieren Sie sich auf das Gute zu konzentrieren. Wenn Sie zurückdenken, erinnern Sie sich vielleicht noch weshalb der ehemalige Freund letztlich scheiterte. Vielleicht wissen Sie sogar ganz genau was er hätte beachten müssen, um sein Ziel zu erreichen. Sie könnten also die übliche Denkart abkappen und so etwas antworten wie: „Wow, den Mut haben nicht viele. Ein ehemaliger Freund hatte denselben Traum aber scheiterte letztendlich, weil er sich nicht um die Versicherung gekümmert hat. Aber da kennst du dich bestimmt aus, richtig“? Bemerken Sie einen Unterschied? Die Kernaussage ist dieselbe aber die Wirkung eine andere. Sie ermutigen Ihre Nachbarin und sorgen gleichzeitig dafür, dass Sie im Falle einer Begegnung eher schöne Gedanken über Sie hegt. Nebenbei kommt hinzu, dass Sie sich selbst auf ein gelasseneres Bewusstseins-Level begeben und Ihr Leben sich danach ausrichtet. Wenn Sie sich nicht mehr genau erinnern was der Fehltritt Ihres Freundes war, reicht auch eine simple Aussage wie: „Interessant, ich wünsche dir das Beste. Ein ehemaliger Freund hat das leider nicht geschafft aber ich bin sicher du weißt ganz genau wo du alle notwendigen Informationen für den sicheren Aufbau deiner eigenen Firma bekommst“. Wie schon oft erwähnt, ist es weder möglich zu beeinflussen was andere final über Sie denken noch ist es wichtig. Worum es sich bei dieser scheinbar oberflächlichen Übung jedoch handelt verstehen Sie nachdem Sie diese eine Zeit lang durchgeführt haben.

Es ist eine Reise von der Oberfläche in die Tiefe. Mit der richtigen Denkart verändern Sie das womit Sie am allermeisten Einfluss auf die Gedanken anderer haben. Sie verändern sich selbst und somit alles. Banale Sprüche wie „Du kriegst, was du gibst" und „Wie man in den Wald hineinruft, so kommt es auch zurück" klopfen wir heutzutage, ohne sie wirklich zu verstehen.
Dabei beinhalten gerade solche Sprüche einfachste Grundregeln die uns das Leben um ein Vielfaches erleichtern, würden wir sie verstehen und in unsere Lebensweise integrieren. Ich sage übrigens immer:

„Alles kommt zurück, außer ein kaputter Bumerang".

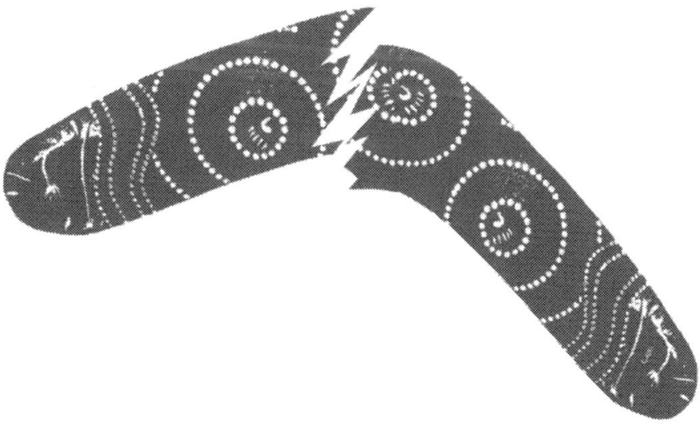

Danksagung

Aus tiefstem Herzen möchte ich Ihnen meinen Dank aussprechen. Es ist mir wahrlich eine Ehre, Sie auf Ihrem Lebensweg begleiten zu dürfen. Die Gedanken über das, was andere über mich denken könnten, habe ich aus meiner Welt geschafft und die Glückseligkeit, welche ich dadurch erlangt habe, hat mich dazu veranlasst, dieses Buch zu verfassen. Ich hoffe, dass ich Sie ein Stück weit in die Freiheit bewegen konnte und Ihnen die Reise genau so viel Spaß und Freude bereitet hat wie mir. Ich wünsche mir, dass Sie dieses Thema nun aus der Vogelperspektive betrachten, damit Sie die schönen Seiten des Lebens voller Leidenschaft genießen können. Sie haben es verdient, ein glückliches Leben zu leben. Lassen Sie sich nicht mehr von langweiligen Schablonen und Vorgaben aufhalten. Sie sind einzigartig also seien Sie ruhig Sie, denn alle anderen können das nicht. Nehmen Sie Ihren Mut zusammen, verabschieden Sie sich von Ihrer Kunstfigur, malen Sie ein wunderschönes Puzzle-Stück nach dem anderen und springen Sie mit weit ausgestreckten Armen in Ihr inneres Meer voller Möglichkeiten. Wissen Sie, dass Sie Ihrem Leben vertrauen können. Es wartet nur darauf ausgiebig gelebt zu werden. Ihr Körper, Ihr Geist und Ihre Seele möchten tanzen! Abschließend erwartet Sie auf der letzten Seite erneut die Skala zur Einschätzung Ihres aktuellen Standes. Hoffentlich hat dieses Buch seinen Zweck erfüllt und stupst Ihr Kreuz nun liebevoll in die richtige Richtung. Vielen lieben Dank. Bis bald!

Wie intensiv machen Sie sich Gedanken über das, was andere vielleicht über Sie denken könnten?

10 = Es beschäftigt Sie in keiner Weise.

100 = Es treibt Sie in den absoluten Wahnsinn.

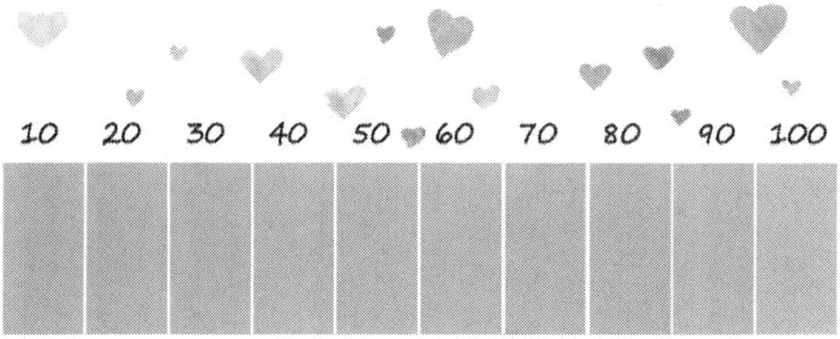

Weitere Bücher von Michael Repkowsky:

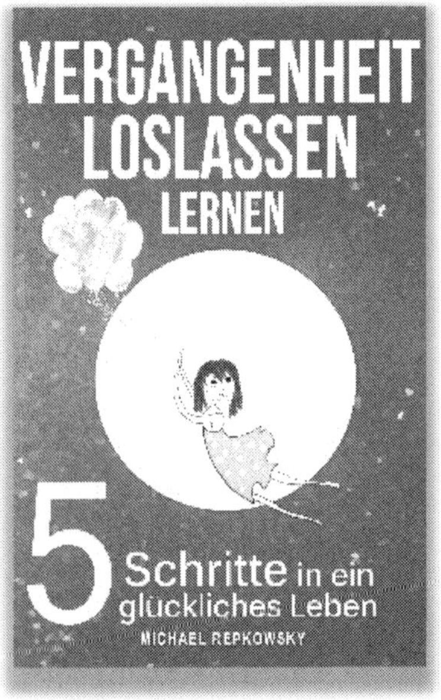

Die **Vergangenheit loszulassen** stellt sich oftmals als schwierige Herausforderung dar.

Dennoch ist es hier, **heute & jetzt möglich** - auch für dich!

Befreie dich von Schamgefühlen & lass bohrende Schuldgefühle endlich los.
Und zwar **dir zuliebe**!

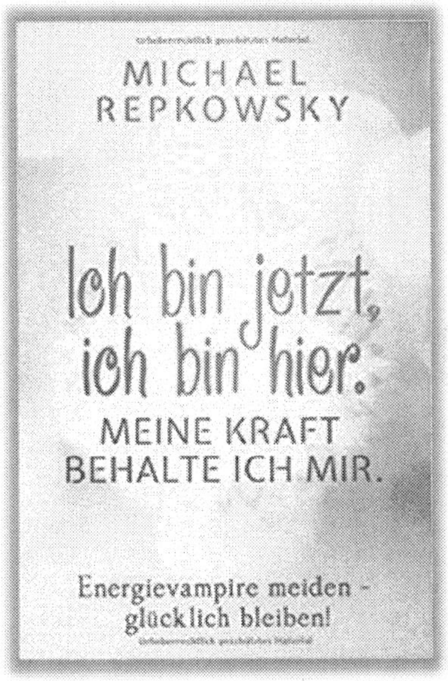

Energievampire sind meist negativ denkende Menschen, die in der Lage sind, uns **wertvolle Lebensenergie zu rauben.**

Selbst kurze Gespräche können sehr mühsam für uns sein.

In diesem Buch findest du **effiziente Tipps, Anregungen & Ideen**, welche dir im **erfolgreichen Umgang mit Energievampiren helfen.**

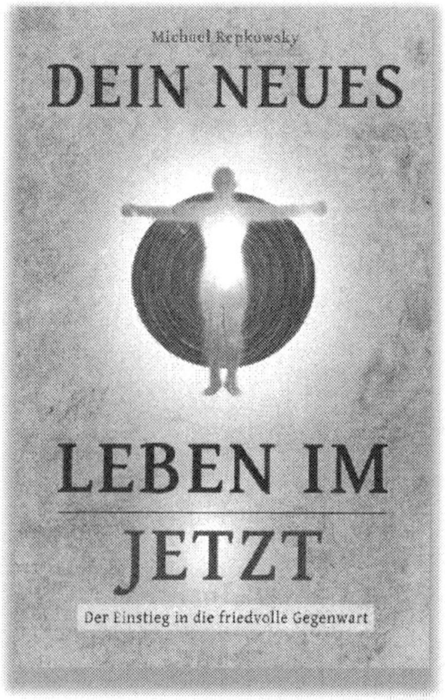

In dieser Lektüre schlägt der Autor die **Brücke zwischen der rationalen Welt & der Unendlichkeit des Allseins.**

Erfahre **bewährte Tipps & Methoden**, sodass dein achtsamer **Einstieg** in die friedvolle Gegenwärtigkeit **vonstattengehen kann**!

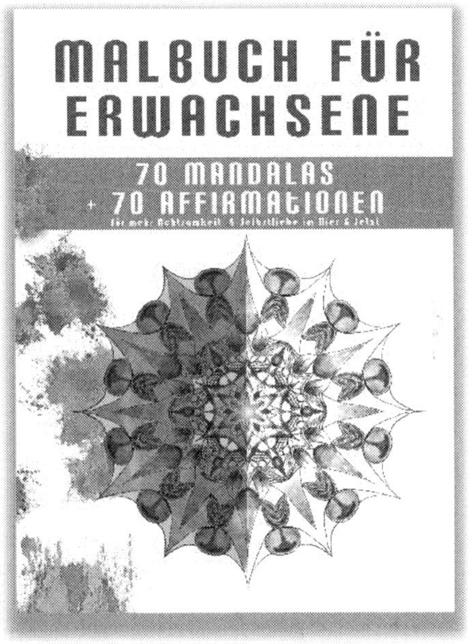

Das große Malbuch für Erwachsene!

+ 70 positive Affirmationen

Jedes Mandala mit einer Affirmation kombiniert.

Großdruck im A4-Format.

Für mehr Bewusstheit & Achtsamkeit
für dein Leben im Hier & Jetzt.

Impressum:

Autor: Michael Repkowsky
Postfach: Meißnergasse 4-6/5/13 1220 Wien
E-Mail: gesundergeist@gmx.at

46525191R00099

Printed in Poland
by Amazon Fulfillment
Poland Sp. z o.o., Wrocław